明明白白学中医系列

吴丽丽　严灿　编著

明明白白学中医

中药方剂篇 ④

SPM 南方出版传媒

广东科技出版社 | 全国优秀出版社

· 广州 ·

图书在版编目（CIP）数据

明明白白学中医. 4，中药方剂篇 / 吴丽丽，严灿编著.
—广州：广东科技出版社，2016.6
ISBN 978-7-5359-6513-4

Ⅰ. ①明…　Ⅱ. ①吴…　②严…　Ⅲ. ①中国医药学
②方剂学　Ⅳ. ①R2

中国版本图书馆CIP数据核字（2016）第084928号

明明白白学中医4：中药方剂篇

Mingmingbaibai Xue Zhongyi 4： Zhongyao Fangji Pian

责任编辑：曾永琳
封面设计：林少娟
责任校对：陈　雁
责任印制：彭海波
出版发行：广东科技出版社
　　　　　（广州市环市东路水荫路11号　邮政编码：510075）
http://www.gdstp.com.cn
E-mail: gdkjyxb@gdstp.com.cn（营销中心）
E-mail: gdkjzbb@gdstp.com.cn（总编办）
经　　销：广东新华发行集团股份有限公司
排　　版：广州友间文化传播有限公司
印　　刷：佛山市浩文彩色印刷有限公司
　　　　　（南海区狮山科技工业园A区　邮政编码：528225）
规　　格：787mm×1 092mm　1/16　印张16.5　字数400千
版　　次：2016年6月第1版
　　　　　2016年6月第1次印刷
定　　价：39.00元

中医世界，梧桐家园

"天覆地载，万物悉备，莫贵于人"（《素问·宝命全形论》），探索人类生存方式和生命意义是中医学产生及其存在的全部价值之所在。这种价值包含了中医对每一个个体生存状态、血脉承续以及生命意义的独特慧思，包含了中医始终追求的人与天地自然之间的一种和谐融洽的质朴理念，这种价值更是体现在中医对每一个具体生命的一种术同道合的完美呵护。

"一株青玉立，千叶绿云委"（唐代白居易《云居寺孤桐》），高大昂扬、葱郁繁密的梧桐总是承载着人们的美好憧憬。在中国古典文学中，梧桐有着多重的寓意和象征。梧桐的品格是高洁的，"凤凰鸣矣，于彼高岗。梧桐生矣，于彼朝阳"（《诗经·大雅·卷阿》）；然而"梧桐更兼细雨""梧桐叶落秋已深"，梧桐又时时会带给人们一丝丝的愁绪。古人青睐于梧桐的质朴和品格，梧桐不娇嫩，极强的生命力使得它能够扎根于大江南北，"岁老根弥壮，阳骄叶更阴"（宋代王安石《孤桐》），这种生命力更是体现了一种老而弥坚的顽强。梧桐高洁的品格是与生俱来的，所以古人将梧桐视为神鸟凤凰的栖身之处；梧桐的高洁更在于它的奉献，不求生存的环境，却总能以浓荫茂密、绿意盎然的姿态给人以一种美的感官享受，而且这种姿态并不张扬，本色而自我。只有会品读的人才觉得自然而质朴就是一种美。作为良木，梧桐的贡献殊多。其叶、花、果、根可入药，具有清热解毒、祛湿健脾的功效；其种子可食用和榨油，其树皮可造纸，其木材可用来建房和制成琴以及各种器具。正因为古人崇敬、仰慕梧桐的品质，所以梧桐寄托了古人对高尚精神品德的一种追求，"圣人不生，麟龙何瑞。梧桐不高，凤凰何止。吾闻古之有君子，行藏以时，进退求己，荣必为天下荣，耻必为天下耻。苟进不如此，退不如此，亦何必用虚伪之文章，取荣名而自美"（唐代齐己《君子行》）。

文学与世俗中的中医常被别称为"岐黄""杏林""青囊""悬壶"等，但在我眼里，梧桐的意象才是真正寄托了我对中医的所有情感，因为中医之于梧桐有着太多的相似。

从原始丛林中的生存斗争开始，到占据世界医学舞台独领风骚数个世纪，从西学东渐后的风雨飘摇，到坚定迈步走进人类已经可以实现古人"登天揽月"梦想的今天，中医始终与人类的繁衍和进步相搀并行，其扎根之深，生命之强，绝无仅有！"方技者，皆生生之具"（《汉书·艺文志》），"医者，意也"（《后汉书·郭玉传》），中医在天地自然之间探索生命的状态、意义和价值，其意境是高远的。中医所蕴含的"道"和"理"，常常予人以精神的净化和升华；中医的术是质朴而自然的，但遵从的却是崇高的"生生之道"，这种施加于生命的术同道合的呵护，正是意境和品质的完美统一。

然而，在古人的眼里，梧桐常常又是孤独的。因为它既不够雍容华贵，又含蓄而不张扬。但梧桐却不在意于世人的目光，淡定而从容。中医的孤独也是有的，因为其境、其理、其术，在现代很多人看来已经太过遥远、玄奥和落后了。也许是因为社会进步了，科技发达了，技术先进了，观念更新了，乃至我们阅读和思考的习惯都改变了吧。事实上，从《黄帝内经》到《伤寒论》，从金元时期的四大家到明代的温补学派再到清代的温病学派，伴随着每一次的时代变革和社会进步，中医都在不断地进行着自我完善和创新。但其所蕴含的"道"依旧是亘古以来法于自然的"道"，所诠释的"理"依旧是人与天地共存的"理"，而所用的术，即便有形式上的革新，但始终没有与"道"和"理"相背。任何时代，中医呈现的始终是一种术同道合的完美！

中医自有中医的世界，这个世界的主体是禀天地之气而生的人。秉持着道法自然、重人贵生的核心理念，几千年来中医护佑着华夏民族，使血脉得以承续，生命得以繁衍和成长。文学中的梧桐往往是实体和精神家园的象征，而中医的世界，就是一所真实的、我们身心所寄的梧桐家园。"苍苍梧桐，悠悠古风"（宋代晏殊《梧桐》），白云苍狗，沧海桑田，古朴家园外的世界不断变得全新而精彩，总是让我们满怀新奇地去不停追寻和探索，去探寻天地间生命的存在、意义和价值，去定位浮华尘世芸芸众生中的自我。然而，我们又常常感到困惑茫然和身心疲惫。但是，当我们静下心来的时候，蓦然回首，发现家园仍在，古朴依然。我们所要找寻的一切也许早已存在。今天的我们，也许只有在心静了、静悟了之后，才能真正地回归那一直伴随着、呵护着我们成长的家园。

20世纪20年代末，中医大家秦伯未创办了冠名"中医世界"的新医学杂志，在每一期的杂志封面上都印有一张以中国为中心的世界地图，并题字"化中医为世界医"。大家自有大家的胸怀，令世人赞叹！然而，我却狭隘地认为中医的世界是独有的，传承的文明、哲学文化的内涵底蕴、自然社会的秉性以及道术合一的生命价值观，使得它难以被其他文明真正地理解和领悟。当然，它也不需要去融化其他文明或融入他支别派，更不需要迎合时尚而解构重建自己。中医自有中医的道，虽然术可常新常变，但道却不会因时空的变换而改变。天地长存，道自常在。"道者，圣人行之，愚者佩之"（《素问·四气调神大论》）。华夏文明哺育了华夏子孙，也孕造了属于他们的实体和精神的家园。

中医世界，梧桐家园，不管我们走得多远，尽管我们时时懵懂，但家园对我们每一个人而言都是永远不能背离和抛弃的。只有去爱家园，从了解家园的一草一木开始，到坚守传承血脉的家园，我们才能拥有更理性的思想，才能以更深邃的目光去认知属于我们自己的世界和人生。

心香一瓣，愿天下越来越多的人与中医相知、相守！

严灿

2016年5月1日

于广州观沧海书斋

目录 Contents

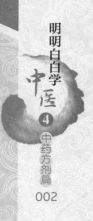

第三章　中医名方精粹

第四章　药苑采菁

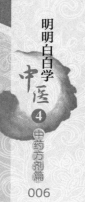

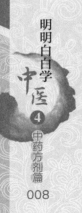

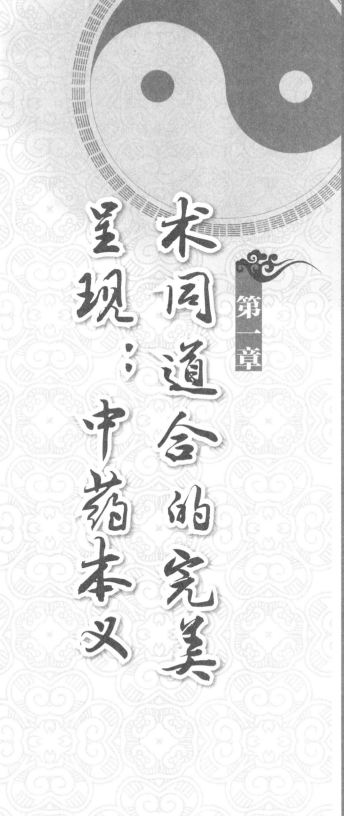

第一章

术同道合的完美
呈现：中药本义

当有人问你：什么是中药？你该如何回答呢？

我曾经听到的回答大致有以下这么几种：

①中药是中医用的药，西医用的药叫西药。②中药是只有中国才有的药。③中药是长在中国的药。④中药是老祖宗留给我们的药。⑤很多中药就是我们生活中的食物。⑥中药主要是用来调理身体的，基本没什么毒副作用。此外还有"中药是得用水来煎煮的药，一般印象是一大碗苦苦的汤水"等。

答案虽然有点五花八门，听起来也感觉比较肤浅，但老实说有些回答还真就答到了点子上。

释"药"

先说说"药"的本义吧。药的繁体字为"藥"（图1-1），结构是上面一个"艸"（即草），下面一个"樂"（即乐）。《说文解字》将"藥"解释为：治病艸。从艸，樂声。也就是说，"药"是用来治病的草木，字形是用"草"作偏旁，"乐"是声旁。

图1-1 "药"的繁体字

《说文解字》的解释是最表浅的，只谈了"药"的最基本的义、构和音，其实对"药"字的构造，为什么是"草+乐"，还会有很多具有启发意义的解读。

就"草"而言，可能是古人认为在治病的药当中，植物花草占据了绝大部分，这与我们现在所主要使用的中药种类也是吻合的，植物类的中药占所有中药种类的87%。

关键是"乐"。"乐"是个多音字，既可以读yuè，也可以读lè。如果从读lè来理解，就是快乐舒服的意思，那望文生义一下，"药"就是可以通过消除身体的病痛让人快乐舒服的花草树木。再引申一下，快乐好心情，那么良好的精神心理状态本身就是一种治病的良药。

如果从读yuè来理解，乐就是音乐。音乐具有调节情绪愉悦心情的功能。中国传统音乐的内蕴是以人的情感为轴心的，"乐者，心之动""乐者，德之华"，所以《史记·乐书论》说："音乐者，所以动荡血脉，通流精神和正心也。"不同类型的音乐可以平衡人体的阴阳，调节人体的气机升降，从而使脏腑畅达，神智安宁。元代著名中医学家朱丹溪说"乐者，亦为药也"。在诸多中医养生的方法中就有所谓的"音乐养生"，具体内容大家可参阅《明明白白学中医1：医道医理篇》中第三章"五行：天人合一的映像"。

从繁体变成简体，"藥"现在写成了"药"。感觉上"约"和"樂"只是在读音上有相似，而在含义上则好像没什么关系。我也不清楚"樂"如何简化为"约"，所以不敢妄加阐释。但就"药"字本身再进行解读，对于我们认知中药还是会有所启发的。关键还是"约"字。

"约"也是多音字，可以念做yuē，主要有这几方面的含义：

（一）绳子

我们经常在古装电影和电视剧中见到，药店伙计抓完药后，总是用纸一包，再用绳子一扎一提交付客人。把中药和绳子联系在一起倒也挺形象的。

（二）事先说定和邀请的意思

比如约会、约集。我们经常说"按方抓药"，而中药处方往往是由两味以上的药组成，所以，药方就是各味中药按照医生治疗思路进行的一种集合，以集团军的威力发挥协同作战消灭病邪的功能。

（三）大略、大约的意思

笔者觉得这一点充分反映了中药处方的灵动性。首先，药与药之间

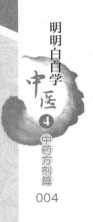

的搭配不是固定的，而是根据病情的需要进行配伍组合，一种寒药可以和另一种寒药强强联手，也可以在某种情况下与热药配伍，一寒一热，相得益彰；其次，方子中的药也不是固定的，随着病情的进退和方子的调整，一些新药可以被增添进来，而一些原先已用了一段时间的药则会被撤除。

此外，中医有一个不传之秘，那就是药物的剂量。一个药方中的一味中药的剂量并不是一成不变的，也必须根据病情的进退进行增减。总之，在中医处方中，药与药之间的配伍以及药物的剂量都不是固定不变和精准不移的。这样说来，中医医生开出的第一次药方多少存在着"大略"这么点意思。其实认真想想，这种情况在中西医临床也都是常见的，因为病情和患者的个体情况都会发生改变，一方吃到底的情况真不多见，也难以真正取得疗效、长效和稳效。

（四）约束、约法的意思

在古代医药文献中，"毒药"就是对药物的总称，凡是药都可称为"毒药"，所谓"是药三分毒"。尽管中药以毒副作用小、安全性高著称，但临床也不可滥用，只有合理用药才能达到既不伤身又能祛病的最佳效果。合理用药首先要根据患者的年龄、性别、体质的强弱、病程的长短、病情的轻重等具体情况进行全面考虑。比如，老年人气血渐衰，对药物的耐受力较弱，因此药物的用量应低于青壮年的用药量。5岁以下小儿通常用成人量的1/4，5岁以上的小儿可按成人量减半用。再如，对妇女妊娠期的用药就要非常慎重，一般分慎用和禁用两类。禁用的大多是毒性较强，或药性猛烈的药物，如巴豆、大戟、斑蝥、麝香、三棱、莪术、水蛭、虻虫等；慎用的包括祛瘀通经、行气破滞以及大辛大热之类的药物，如桃仁、红花、大黄、枳实、附子、干姜、肉桂等。凡禁用的药物，是绝对不能使用的；而慎用的药物，则可根据孕妇患病的具体情况，酌情使用。但没特殊必要时，也应尽量避免使用，以免发生事故。

其次要严格掌控药物的最佳剂量和中毒剂量。这一点既要结合临床的实际，又要考虑患者的个体差异。中药使用还要考虑炮制的方法，在药物使用前进行一些必要的加工过程，以达到增效减毒的目的。

此外，中医临床使用中药特别讲究配伍，而配伍就存在着所谓的"禁忌"。现存最早的中药学专著《神农本草经》中将不宜相互配伍的中药之间的关系称为"相恶"和"相反"。"相恶"是指两种药物合用，一种药物与另一种药物相互作用而致原有的功效降低，甚至丧失药效。"相反"是指两种药物合用，能产生毒性反应或副作用。对药物的配伍禁忌，在中国历史上的金元时期将其概括为"十八反"〔甘草反甘遂、京大戟、海藻、芫花；乌头（川乌、附子、草乌）反半夏、瓜蒌（全瓜蒌、瓜蒌皮、瓜蒌仁、天花粉）、贝母（川贝、浙贝）、白蔹、白及；藜芦反人参、沙参（南沙参、北沙参）、丹参、玄参、苦参、细辛、芍药（赤芍、白芍）〕和"十九畏"（硫黄畏朴硝，水银畏砒霜，狼毒畏密陀僧，巴豆畏牵牛，丁香畏郁金，川乌、草乌畏犀角，牙硝畏三棱，官桂畏赤石脂，人参畏五灵脂）。虽然"十八反"和"十九畏"与临床实际运用还是有些出入，有待于进一步观察研究，但运用时还是要持慎重态度。

　　"约"念做yao时，主要意思就是用秤称。这一点不难理解，迄今为止，抓中药时也是用秤称。中药的计量单位，从古至今有过较多的衍变。古代有重量（铢、两、钱、斤等）、度量（尺、寸）及容量（斗、升、合等）等计量方法。此外，还有可与上述计量方法换算的"刀圭""方寸匕""撮""枚"等比较粗略的计量方法。后世多采用重量为计量固体药物的方法。明清以来，普遍采用16进位制，即1斤＝16两（1两＝10钱）。现在我国的中药计量规定采用公制，即1千克＝1000克。为了处方和配药进行换算时的方便，按规定以如下近似值进行换算：一两（16进位制）≈30克、一钱≈3克、一分≈0.3克、一厘≈0.03克。

　　以上是对"药"的本义的解读，不过，很多解读只适用于中药，而于西药则未必解得通。这也可以理解，因为是在解读汉字。细心和善于思考的读者可能从上面的论述中对何谓中药已经看出了些许端倪。

🌓 中药本义

那么，我们再回到最初的问题：什么是中药？

虽然中药的发现和应用在我国已有几千年的历史，但"中药"一词的出现却是近代的事情。中药在古代一直被称为"本草"，这是因为中药中的草类植物最多。记载中药理论知识的文献书籍，也多以本草命名，比如《本草纲目》。其实中药除了有植物类外，还包括动物类和矿物类，共三大类。植物类中药又可分为草类（如鱼腥草）、木类（如苏木）、果类（如枸杞子）、菜类（如马齿苋）、谷类（如麦芽）等多种类别。动物类中药也有虫类（如蜈蚣）、鱼类（如海螵蛸）、贝类（如牡蛎）、禽类（如鸡内金）、兽类（如水牛角）等之分。矿物类中药则包括可供药用的天然矿物（如磁石）以及动物的化石（如龙骨）等。此外，从广义上讲，中药还包括一些广泛流传应用于民间的草药和具有传统应用历史的少数民族药。近百年来，由于西方医药学的传入，为了区分这两种医药学，才有了中医、中药的称谓。

以上是谈命名，但中药作为一个专门术语，其确切的定义是什么呢？

一句话，中药是指在中医药理论指导下用以防治疾病的药物。在这个概念中，"中医药理论指导"是核心语。

中药的应用是以中医药学理论为基础，有着独特的理论体系和应用形式，并天生保留和具备了中国古代哲学、历史以及文化的烙印和特色。

我们在《明明白白学中医1：医道医理篇》中学过，中医药理论构建的基石是中国古代哲学，主要是"气一元论""阴阳学说"和"五行学说"；同时，古代历史及传统文化的积淀和传承对中医药理论的构建也产生了极其深刻的影响。这些内容在《明明白白学中医1：医道医理篇》中已有讲述，此不赘言。哲学、历史和文化不仅是中医医理的基础，也是中药药理和运用的基础。下面我们就先简单地了解一下，具体内容我们会在后面的章节中进行详细讲述。

就药理而言，阴阳学说可以帮助我们对药物的性（寒、热、温、凉、平）、味（辛、甘、淡、酸、苦、咸）、作用方式（升、降、浮、沉）进行阴阳属性的划分。比如，温热属阳，寒凉属阴。像黄连、黄芩、黄柏等药因其大苦大寒而为阴药；而附子、肉桂、干姜等药因其大辛大热而为阳药。再如，《本草纲目》中指出："酸咸无升，辛甘无降，寒无浮，热无沉。"所以具有升阳发表、祛风散寒、催吐、开窍等向外、向上作用方式的药物，属阳，如升麻、麻黄、柴胡等；而具有泻下、利水、镇潜、止呕、固涩等向内、向下作用方式的药物，都属阴，如大黄、木通、代赭石、乌梅等。

五行学说可以帮助我们认知药物性味、功效和作用部位。根据五味、五行、五脏之间的关系（具体内容见《明明白白学中医1：医道医理篇》），药物味辛、色白多入肺经；味苦、色赤多入心经；味酸、色青多入肝经；味甘、色黄多入脾经；味咸，色黑多入肾经。一般具有补中益气、调和药性、缓急止痛等作用的药物味多甘，如甘草、大枣等；具有收敛固涩作用的药物味多酸，如五味子、乌梅等；具有清热泻火、通利大便等作用的药物味多苦，如黄芩、大黄等。

就中药运用方面而言，阴阳学说确立治疗原则就是《黄帝内经》所说的"寒者热之，热者寒之"，这就是说，对于寒病和实寒证要用热性的药治疗；对于热病和实热证要用寒性的药治疗。

"炭"为什么能止血？西医认为"炭"具有吸附性，但中医认为"炭"能止血的理论基础是"五行学说"。"炭"是黑色的，黑在五行中属水；而血是红色的，红即赤，赤在五行中属火。水火之间存在着相克的关系，所以"炭"能止血。在中药的炮制中，为了增强药物的止血作用，通常都会炒炭，比如大黄炭、茜草炭、蒲黄炭、地榆炭等。

气一元论是中医理论的最高心法，中医对人体生理病理的阐释以"气"为核心，因此，"调气"是中医治疗疾病的最基本原则。调气，从广义上讲，即补益精气，调理气机，或调整阴阳，表达了中医"治病求本"的理念。《素问·阴阳应象大论》说："形不足者，温之以气；精不足者，补之以味。"精不足，指人体的精髓亏虚，当补之以厚味，使精髓逐渐充实；厚味，指富于营养的动植物食品，也指味厚的药物，如熟地黄，鹿角胶等药。《素问·至真要大论》说："调气之方，必

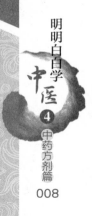

别阴阳，定其中外，各守其乡。内者内治，外者外治，微者调之，其次平之，盛者夺之，汗者下之，寒热温凉，衰之以属，随其攸利，谨道如法，万举万全，气血正平，长有天命。" 这就是说，中医治病的实质是调气。而中药的作用原理之一就是调节患者体内的气机，使之运行通畅，进而达到阴阳的平衡或补养体内的正气，使之充实形体。

中药组方的君臣佐使

中药往往以"方"的形式被用于疾病的防治，所谓"方"，又称为"方剂""汤头""汤方"，俗称"方子"。每一张方子都是由两种以上，甚至几十种中药组成，在构建上体现出"君、臣、佐、使"的特点。"君、臣、佐、使"反映了不同药的不同作用，或者说是不同药在方子中的不同地位。君药是指方子中针对主证起主要治疗作用的药物，臣药是指辅助君药治疗主证，或主要治疗兼证的药物。佐药是指配合君药和臣药治疗兼证，或抑制君药和臣药的毒性，或起反佐作用的药物；使药是指引导诸药直达病变部位，或调和诸药的药物。

我们可以发现，除君药外，臣、佐、使药都各具有两种以上的含义。在用药组方时也没有固定的模式，每一张方子中不一定要求每种意义的臣、佐、使药都要具备，有些病情比较单纯的，用一二味药就可以搞掂。但任何方子的组成，君药是绝对不可缺少的。此外，有时某一味药在一个方子中可以担任多职，既是佐药又是使药，而在不同功效的方子中，它又可以摇身一变成为君药或臣药。

我们举个例子，桂枝汤是中医方剂中一个非常出名的方子，出自于张仲景的《伤寒论》。桂枝汤具有辛温解表、解肌发表、调和营卫的功效，主治头痛发热，汗出恶风，鼻鸣干呕，苔白不渴，脉浮缓或浮弱者。桂枝汤的临床用途非常广泛，常用于治疗感冒、流行性感冒、原因不明的低热、产后或病后低热、妊娠呕吐、多形红斑、冻疮、荨麻疹等。

在这个方子中，桂枝辛温，辛能散邪，温则从阳而扶助卫气，所以是君药；芍药酸寒，酸能敛汗，寒走阴而益营，因而是臣药；生姜可以助桂枝解肌表，大枣可以助芍药以和营里，所以生姜、大枣都是佐药；

甘草甘平，既可以调和中气又可以调和诸药，因此既是佐药也是使药。桂枝汤虽然只有五味药，但配伍刚柔相济、极其严谨。清代伤寒大家柯琴盛赞桂枝汤"为仲景群方之魁，乃滋阴和阳，调和营卫，解肌发汗之总方也"。

对中药君臣佐使理论的理解，我们不能仅仅局限于方子中的每一味具体药物，也不能简单地看作是历史和文化对中医药理论的渗透。中医药理论虽然深受古代哲学、历史和文化的影响，但其又是自成体系的。中医是涵盖"天、地、人"的整体医学，所以，从某种程度而言，中药的君臣佐使理论是对中医遣药组方的结构的一种描述，而一个严谨、精炼、力专、效宏的方子则真实地反映了中医的一种格局和胸怀。

中药组方的依据

接下来我们不禁会问，中医组方的依据到底是什么？如何做到严谨、精炼、力专、效宏呢？

我们在《明明白白学中医1：医道医理篇》中讲过"辨证论治"，"辨证论治"不仅是中医的特色和优势，而且也是中医在诊断和治疗上有别于西医的最显著之处。中医医生开方是有这么一种程序：首先是通过望闻问切进行辨证，明确患者的症候诊断；证候诊断清楚了，接下来就要针对证候进行立法，也就是确定治疗的方法；治法确立了，最后就要组成符合治法的方子实施治疗。

这样一种操作程序就是"辨证论治"。简单概括为：辨证→立法→处方→施治。由此，我们可以明确几点：

（1）中医组方的依据来自于辨证的结果。中医的方子一定是针对"证候"的，也就是所谓的"方证对应"。比如，经过辨证，患者是气虚证，那就要用补气的方子；如果是血瘀证，那就得用活血化瘀的方子；如果是比较复杂的症候，比如虚实夹杂或寒热错杂证等，那就必须仔细拟定治法再进行组方。

（2）方子就是中药治病的一种表现形式，没有辨证就不会有方，而辨证的原理就是中医理论，所以，药物之所以成为中药，是离不开中医理论指导的。

（3）一个方子该选用哪些药是由治法决定的，可是具有相同或相似功效的药物又有很多种，具体又该选哪种，这就必须依靠中药学理论，同时结合医生的临床经验。具体内容我们会在后面的章节结合每一味中药详细讲述，这里先举个简单的例子：羌活与独活都能祛风湿止痛、发汗解表，可以用来治疗风寒湿痹证和外感风寒湿表证。但羌活气味雄烈，发散解表力强，能直上巅顶，横行肢臂，善治上部风邪，所以在上、在表的风湿痹痛多用；而独活气味较淡，偏下行入里，长于祛腰膝筋骨间风湿，善治在下、在里的风湿痹痛，且祛风湿力强，是治风湿痹痛之常用要药，但解表之力不如羌活。因此，一般而言，上半身的风湿痹痛多用羌活，而下半身的风湿痹痛多用独活。

（4）如何做到组方严谨、精炼、力专、效宏？答案只有一个：医生必须具有扎实深厚的中医药理论功底和不断丰富的临床经验。

（5）一个方子的组成中药及其剂量都不是固定不移的，在治疗过程中常会发生增减。辨证论治是中医理论中恒动观念的具体体现，也就是说，中医的治疗始终将"患者"摆在第一位，而不是将"病"摆在第一位。患者的病情和证候变化了，治法就得变，方子的组成也同样必须做出调整。这是在中医理论指导下中药运用的一个显著特点，与西医的治疗有着本质的区别。

通过上面的讲述，笔者想大家应该明白了，离开了中医药理论的指导，中药就是无源之水和无本之木，也无所谓再称之为"中药"了。试想一下，一种药用植物因为其生长在中国就称之为中药，那在美国也有生长的话，岂不是又可以称之为"美药"了？开篇提到有人回答什么是中药时说："中药是只有中国才有的药。"现在细细一琢磨，这个回答倒也是蛮有些道理的，尽管有些霸气。因为中药的运用必须依靠中医药理论的指导，而中医药理论只有中国才有。

目前，随着科技进步和对中药资源综合利用的深入研发，中药的用途和产品形式也在不断地扩大。比如，用以治疗某种疾病的中药有效单体活性成分或有效部位、中药保健食品、中药化妆品以及中药日用品等。这些产品虽然都冠以"中药"之名，但实际上并不完全符合中药的本义，因为它们在运用时基本上脱离了中医的辨证论治。

举个例子来说，黄连素（盐酸小檗碱片）是一种可以从黄连、黄柏等植物中提取的生物碱，它具有显著的抑菌作用，常用来治疗细菌性胃肠炎、痢疾等消化道疾病。在临床中，黄连素一直被作为非处方药用于治疗腹泻，这也是大家最为熟知的，几乎家家户户备有此药，无论出差还是旅游，一有腹泻，第一时间就会想起它。

黄连素实际上具有了双重身份，既可以被认为是中药，也可以说是西药。因为虽然黄连素的抑菌药理研究来自西医，但它又出自于黄连、黄柏等传统中药。

尽管中医临床将腹泻分了很多证型（如湿热、寒湿、脾虚、伤食等），但从老百姓对黄连素运用的娴熟度看，它显然已经不再是中药了，因为只要一腹泻就用黄连素，完全无须辨证。虽然，西医也说黄连素只适用于感染性腹泻，但这跟中医又有什么关系呢？中医连细菌的概念都没有。所以，从严格意义上说，黄连素不是中药。与黄连素类似的还有青蒿素、葛根素等，大家有兴趣可以去了解一下。

什么是中药

还有几种有关"什么是中药"的回答值得我们深入地聊一聊，以免被误导或产生误解。

（一）中药是长在中国的药吗？

当然，中药主产于中国，但我们现在所使用的中药中，确实有很多是"非中国籍"的，比如胡椒、番红花、西洋参（花旗参）、乳香、没药、肉桂、苏合香等，中国人给它们取的名字中常常带有"胡""番""洋"等字。它们大都是随着中外文化、经济的交流通过"一带一路"传入中国的。它们最初的身份可能是药物，也可能是食品（水果、蔬菜等）或香料等，但以中医药理论为指导，并结合临床实践，就能清晰地辨别出它们的性味、归经和功效，从而将它们的特长发挥到极致，有效地用于防治疾病。也正因为此，它们才正式拥有了"中药"的"身份证"。

所以，不能说"中药是长在中国的药"。胡椒本拥有"外国国籍"，一般是作为佐料和调味品出现，但由于它的性味是辛、温热，所以，中医临床上常用它来治疗风寒感冒以及胃寒所致的胃腹冷痛、肠鸣腹泻等。此时，胡椒就不再是一种调味品那么简单了，它成了中药。英雄莫问出处，关键是它是如何被运用的，是不是在中医药理论指导下用于防病治病的。

（二）是不是中医用的药才叫中药，而西医用的药叫西药？

其实，在现代临床上，中医不仅用中药，也用西药；西医不仅用西药，也用中药，只是西医用中药时的思维不是中医的思维。中医讲求辨证论治，方由法立，也随法变。在真正的中医临床中，任何人都可以吃的一个方子，或者固定不变用来治疗某种病的专用方都是不存在的，方子是既对人又对证的，必须随着个体和病情的改变随时进行加减，不可能一方吃到底。西医在使用中药时往往会把"中药西药化"，举个例子来说，西医发现中医的一个方子治疗高血压病有很好的效果，于是，对所有高血压病患者都采用这个方子进行治疗。用西药可以这么干，但用中药就不行了。因为这种用药实际上是脱离了中医的辨证论治，将中医的方子当成了西药的替代品，这也就是所谓的"中药西药化"。可想而知，这种西医的思维指导用中药，其临床疗效是难以确保的。

（三）是不是很多中药就是我们日常生活中的食物？

回答是肯定的。中药的发现与我们的老祖宗寻找食物有关。汉代《淮南子·修务训》中记载："神农尝百草之滋味、水泉之甘苦，令民知所避就，当此之时，一日而遇七十毒。"南朝著名医药学家陶弘景在《名医别录》中说："藕皮散血，起自疱人。"中医自古就有"药食同源"（又称为"医食同源"）理论，这一理论认为：许多物品既是食物也是药物，食物与药物一样能够防治疾病。古人在寻找食物的过程中发现了各种食物和药物的性味和功效，认识到许多食物可以药用，许多药物也同样可以食用，药物和食物是同时起源的，这就是"药食同源"理论的基础，也是食物疗法的基础。

中药与食物的共同点是都可以用来防治疾病，但中药的药效强，也就是我们常说的"药劲大"，用药正确时，效果显著；而用药不当时，则会出现明显的毒副作用。食物的治疗效果虽不如中药那样明显和迅速，但副作用会小很多。

2015年国家卫生和计划生育委员会公布了既是食品又是药品的物品名单，这里提供给大家以备使用时参考。

丁香、八角、茴香、刀豆、小茴香、小蓟、山药、山楂、马齿苋、乌梢蛇、乌梅、木瓜、火麻仁、代代花、玉竹、甘草、白芷、白果、白扁豆、白扁豆花、龙眼肉（桂圆）、决明子、百合、肉豆蔻、肉桂、余甘子、佛手、杏仁（甜、苦）、沙棘、牡蛎、芡实、花椒、赤小豆、阿胶、鸡内金、麦芽、昆布、枣（大枣、酸枣、黑枣）、罗汉果、郁李仁、金银花、青果、鱼腥草、姜（生姜、干姜）、枳椇子、枸杞子、栀子、砂仁、胖大海、茯苓、香橼、香薷、桃仁、桑叶、桑葚、橘红、桔梗、益智仁、荷叶、莱菔子、莲子、高良姜、淡竹叶、淡豆豉、菊花、菊苣、黄芥子、黄精、紫苏、紫苏籽、葛根、黑芝麻、黑胡椒、槐米、槐花、蒲公英、蜂蜜、榧子、酸枣仁、鲜白茅根、鲜芦根、蝮蛇、橘皮、薄荷、薏苡仁、薤白、覆盆子、藿香。

（四）中药是得用水来煎煮的药，一般印象是一大碗苦苦的汤水吗？

曾经有人用"黑、大、粗"来诟病中药，笔者觉得这是一种误解，源于对中药的全貌认识不清。从传统概念上讲，中药产品主要包括中药材、中药饮片和中成药三大类。

所谓中药材主要是指原生药材。传统中药材讲究地道，道地药材就是指在一特定自然条件、生态环境的地域内所产的药材，因为它的生产比较集中，栽培技术、采收加工都有严格的要求，所以相比于其他地区所产的同种药材，品质要高出很多。比如，吉林的人参、甘肃的当归、宁夏的枸杞子、江苏的苍术、广东的藿香和砂仁、四川的黄连和附子、云南的茯苓和三七、河南的地黄和山药等。

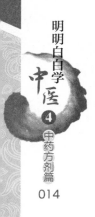

对中药饮片有两种理解：一是指初步加工或经过炮制后达到质量标准，可直接用于配方的中药材。二是指根据临床用药的需要，经过一定的炮制处理而形成的可供配方用的中药材。因此，如果我们按方抓药进行煎煮，那在医院和药店内买到的都应是中药饮片。

中成药主要是指由中药材按一定治病原则配方制成的、随时可以取用的现成药品，有丸剂、散剂、冲剂、酒剂、酊剂、膏剂等多种剂型。中成药的特点是不用煎煮，现成可用；便于携带，适应急需；剂型多样，存用方便。但缺点是药已成形，无法随症加减，这也使它的实际应用受到一定程度的限制。

需要煎煮的中药指的是饮片或部分可直接用于临床的中药材，所谓"一大碗苦苦的汤水"，其实是中药的另一种剂型，即汤剂。

汤剂，是指将中药用煎煮或浸泡后，去渣取汁的方法制成的液体剂型。汤剂是中医临床应用最早、最广泛的一种剂型，约占中医处方剂型的50%。汤剂主要供内服，少数外用多做洗浴、熏蒸、含漱用。

以水为溶剂，中药饮片经过煎煮和浸泡，其有效成分容易析出，所以汤剂具有吸收快，药效发挥迅速、作用强的优点，古人认为"汤者，荡也""涤除邪气者，用汤最宜。"此外，汤剂能适应中医辨证论治的需要，其中处方组成用量都可以根据病情变化，进行适当加减，灵活应用，确保疗效。

但汤剂也存在着一些不足之处，一是煎液体积较大、味苦，服用和携带不够方便；二是汤剂多是根据医生处方临时配用，不利于及时抢救危重患者；三是煎液容易发霉、发酵，不宜大量制备和长期存储。

随着制药工业的迅速发展，中药传统剂型除了有特色的保留外，还得到了不断的改进和提高，出现了口服液、片剂、注射剂、浓缩丸、胶囊剂、微丸、颗粒剂、滴丸、膜剂、巴布剂、气雾剂、袋泡剂等多种新剂型。比如，我们可以在市面上和医院里见到的新癀片、复方丹参滴丸、藿香正气软胶囊、参麦注射液等。中药"黑、大、粗"的形象早已过时了。所以，汤剂只是我们运用中药时的一种选择，并不能代表中药的全貌。

（五）中药主要是用来调理身体的吗？中药基本上是没有毒副作用的吗？

首先，中药的主要用途是用来治疗病症的；其次，说到调理身体，应当有一个前提，那就是身体没病。如果有病了，就不应当用"调理"这个词。在没有明确或具体的疾病诊断情况下，身体出现了不适，体内的气血阴阳出现了一定程度的紊乱，完全可以用中医的方法进行调理。而且对这种情况，中医的效果远远优于西医。

中医调理的手段和方法有很多，比如精神心理和饮食的调节、运动、按摩、推拿、针灸等，但用药却是最次一等的手段。尽管有些中药既是食物又是药物，但"是药三分毒"。所以，非药物的调理方法不仅有效而且更为安全。

"是药三分毒"，是药就有几分偏性，所以中药是存在毒副作用的。

《素问·五常政大论》说："病有久新，方有大小，有毒无毒，固宜常制矣。大毒治病，十去其六；常毒治病，十去其七；小毒治病，十去其八；无毒治病，十去其九；谷肉果菜，食养尽之，无使过之，伤其正也。"什么意思呢？就是说，病有新有久，处方有大有小，药物有毒无毒，服用时当然有一定的规则。凡用大毒之药物，病去十分之六，不可再服；一般毒的药物，病去十分之七，不可再服；小毒的药物，病去十分之八，不可再服；即使没有毒之药物，病去十分之九，也不可再服。以后就用谷类、肉类、果类、蔬菜等饮食调养，使邪去正复而病痊愈。不要用药过度，以免伤其正气。

中药的毒副作用是如何产生的呢？大致有以下几种情况。

（1）药物本身就是有毒的，比如附子、川乌、草乌、细辛、半夏、天南星、何首乌、关木通、马兜铃、白果、山慈姑、马钱子、雷公藤、全蝎、乌梢蛇、蜈蚣、水蛭等。它们所含的化学成分会产生毒副作用，使机体器官受损，功能出现障碍。这些药物经过炮制后，虽然毒性可大为减低，但如果滥用或药量过大，仍然会产生毒副作用，甚至导致死亡。

（2）配伍不当。比如我们前面提到"十八反"和"十九畏"。

（3）药不对证。是药就有几分的偏性，而这个偏性对证，就不是

第一章　术同道合的完美呈现：中药本义

015

毒，不对证就是毒（偏性产生的伤害）。因此，用中药首先一定要辨证。

（4）缺乏炮制或炮制不当。中药经过炮制可以减毒增效，如果不进行炮制，而以生药代替，则极易引起中毒。有的中药如果炮制不当，不但不减毒反能增毒。比如，中药学认为"雄黄忌火煅"，这是因为雄黄本身已有毒，若再经过火煅，就会产生三氧化二砷，后者就是砒霜啊！

（5）煎煮不当。中药临床应用是以汤剂为主，煎煮时间的长短对中药的药效和毒性会产生影响。如含乌头碱的附子、乌头等药先下久煎，能使其毒性大减或消除，若煎煮时间不够，就有可能产生毒副作用，轻者呕吐、腹泻、四肢发麻，重者手足抽搐、心律失常，甚至死亡。

（6）中药过敏。同西药一样，中药也能引起过敏反应。过敏体质者会对某一味中药特别敏感，一旦运用这味中药，就会引起过敏反应，导致皮疹、腹泻、心悸、休克等症状的发生。此时，这味中药对过敏者而言也就成了"毒药"。

（7）长期服用。我们前面讲过，是药三分毒，因此，长期服用有可能造成蓄积性中毒。此外，不管中药和西药，吃到体内都要通过肝脏和肾脏进行代谢。长期服用势必会加重肝脏和肾脏的负担，造成功能的损害。所以，用药的一个重要原则是"中病即止"。

此外，使用中药时不考虑患者的体质、年龄（老人和婴幼儿）、性别（主要是女性）也会引起毒副作用。比如，我们前面讲过的女性在妊娠期的用药禁忌。

现在有些人自己平时喜欢坚持吃一些像人参、冬虫夏草之类的补药，美其名曰："补药无害，多多益善，有病治病，无病强身。"这种说法是绝对错误的！以人参为例，人参中含多种皂苷，对神经、心血管系统有兴奋作用，1次服用剂量超过30克，就有可能诱发心房纤颤。曾有报道有人因服用了一支东北人参，结果导致胃部胀满疼痛、头晕、面部潮红、血压升高、大汗淋漓，被临床诊断为服用过量人参而致的"人参综合征"。所以，药不可以乱吃，任何药物长时间服用都会有副作用。

讲到这里，我们首先要明确中药是有毒副作用的，因此，使用时要合理，不滥用，不贪多，最好有医生的指导。其次，调理身体不能首选中药，最好是采用非药物的方法；如果想用中药，可使用那些既是药物又是食物的中药，这样安全性会相对高出许多。

☯ 自然之选与英雄本色——中药的 发现与功效

❀ 自然之选：由食物到药物

有很多人会问，中药是如何被发现的？或者说，最初古人是如何知道某些植物、动物或矿物具有某种治病功效的？

的确，中药是大自然赐给人类的巨大财富，那么古人是如何发现它并加以利用的呢？这个问题的回答并无定论。

瑞士近代有名的儿童心理学家让·皮亚杰说过："一切只是在初级水平都是从经验开始的。"药物的发现和运用源于经验，东西方概莫能外。鲁迅先生也曾说过："药物的发现，最初源于人们的生活经验。"

脱胎于动物的人，既有着社会的属性，也有着生物的特征，动物的本能在人身上始终是时隐时现。对医学的产生而言，人类的自我救护本能和求食本能则具有非常重要的意义。所以，生理学家巴甫洛夫说过："一有人类，便有医学。"

中国自古就有"神农尝百草"而发现中药的传说。但是，从本能的角度看，神农尝百草的真实目的可能是为了寻找食物。汉代《淮南子·修务训》中记载："神农尝百草之滋味，水泉之甘苦，令民知所避就，当此之时，一日而遇七十毒。"神农氏本身就是一种半人半神的传说，把神农寻食与发现中药联系起来，可能是后人的一种附会和渲染。现存最早的中药学专著就叫《神农本草经》。

不可否认的是，中药的发现与我们的老祖宗寻找食物有关。

原始社会的初期，由于生产力低下，人们不知农作物的种植栽培技术，只能是共同采集，成群出猎，过着茹毛饮血的原始生活。人们往

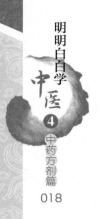

往在寻觅食物，择品充饥过程中，偶然而无意识地获得了一些关于药的经验，比如，人们会因误食某些有毒植物而出现呕吐、腹泻的症状，甚至引起昏迷或死亡。如误食大黄，引起腹泻，吃了瓜蒂引起呕吐。而食用一些植物又可以使身体上的痛苦得到缓解。南朝梁时著名医药学家陶弘景在《名医别录》中说："牵牛逐水，出自野志；藕皮散血，起自庖人。"再如，人们狩猎和捕鱼时，也会逐渐发现一些动物具有治疗作用。我国先秦时期有关地理物产的著作《山海经》中，有关治疗痈疽药物如何罗之鱼，"食之已痈"，有关防疫药物如青耕乌、珠鳖鱼、三足鳖，"食之可以御疫"的记载，就是我们祖先从动物食物中发现动物药的旁证。

中医有"药食同源"之说，古人通过无数次的观察，口尝身受，切身实际体验，再经过日积月累，人们逐渐掌握了一些辨识药物的方法，也逐步认识到哪些动植物对人体有益，有治疗作用；哪些动植物对人体有害或有毒副作用。由此，也逐步形成了能治病祛疾的"药物"概念。

古人除了通过寻食积累经验，有了最初基本的药物知识外，有时还会通过对周围事物和现象的观察来获得一些对动植物功效的认识。中药中有一味补肾壮阳的药叫"淫羊藿"，藿是指豆叶或香草，"淫羊藿"的起名和功效发现就与人们观察到羊吃草后的行为改变有关。古人发现，有种生长在树林灌木丛中的怪草，叶青，状似杏叶，一根数茎，高达一二尺。公羊啃吃以后，阴茎极易勃起，与母羊交配次数也明显增多，而且阳具长时间坚挺不痿。这一现象自然会使古人联想到这种草可能会增强生殖功能，而"淫羊藿"的补肾壮阳功效在医学实践中也得到了证实。

取象比类：彰显英雄本色

从食物到药物，可以说是一种最为朴素直接的过程，但中药的发现不可能只通过古人亲身的尝和试来实现。其实，在中药及其功效的发现过程中，取象比类的思维模式和认知方法起到了关键性的作用。

什么叫取象比类呢？取象比类，又叫"援物比类"，是运用形象思维，根据被研究对象与已知对象在某些方面的相似或类同（援物、取象），从而认为两者在其他方面也有可能的类似或类同（比类），并由此推导出被研究对象的某些性状特点的逻辑方法。

意大利学者曾指出："人类在选择植物药时，往往按照外形类似某些脏器，使用以治疗类似的器官病。"其实不仅限于植物药，选择动物药和矿物药时也会这么干。从西方学者的话语中，我们可以感觉到，这种方法是中西药发现的共有的一种朴素的经验。

我们还是举个简单的例子来说明什么是取象比类吧。民国中医大家张锡纯在解释"核桃"功效的时候说："核桃仁形状殊似人脑，其皮仁上有细纹，又极似人之神经，故善补脑。"张锡纯认为核桃能补脑所采用的思维和认知方法就是取象比类。

为什么古人会采用取象比类呢？关键在于其指导思想！这一指导思想就是所谓的"天人相应"。在中医学中，作为自然界统一整体中的独立个体，人是被放在自然界的大环境中，亦即在天人关系中来考察其生命运动过程及其健康和疾病现象的。关于"天人相应"，我们在《明明白白学中医1：医道医理篇》第四章"整体医学：浑然一体的和谐美"中以及第三章"五行：天人合一的映像"中都有详细的阐述，大家可以参阅，以便理解下面我们要讲述的内容。

取象比类吸取了自然和社会中一切有用的事物和现象来类比人体，从而解释人体的生理、病理以及药物治病的机理。就中药治病而言，金代著名医家刘完素在《素问病机玄病式·药略》中指出："凡物虽与人异，然莫不本天地之一气以生，特物得一气之偏……又借药物一气之偏，以调吾身之盛衰……善假物之阴阳，以变化人身之阴阳也。"也就是说可以利用药物的阴阳偏性来纠正人体的阴阳偏盛和偏衰。

我们具体来看看取象比类在发现中药以及阐释中药功效中的运用。先解释一下"象"。根据象的不同抽象程度，可以分为若干层次：

（1）是指可以直接感知的事物和现象，即物象。比如，根据某植物色白，推测它归入肺经，就是取植物"白"这个特征为物象。再如，清代名医张志聪论述黄芩这味药："黄芩，味苦，色黄，内空，能清肠胃之热。"而清代名医徐大椿则更加直接地指出该药是"以形为治"。两位医家都认为黄芩色黄而性属土能治脾胃之病。根据古代自然哲学观的观点，这种特定的颜色（即五色归五脏），特定形状，决定了该药的药性，造就出特定的功能。

（2）是指可揭示事物内在联系的本原之象，又可称为"意象"。比如，白色五行属金，为肺之色，所以能归入肺经。这就是取五行理论为意象，根据色白这个性质，来推测出药物未知功效的。物象和意象可以共同存在，也可以单独存在，其作用都是思维的媒介。

（3）是指具体事物经主观体悟而抽象出来的一般共性之象。如五行之"火曰炎上、木曰曲直"等。

（4）是指能反映事物间的必然联系，具有普遍指导性的规律之象。如《系辞传下》所说："天地氤氲，万物化醇；男女构精，万物化生。"

取象比类是一个由"物象"提炼"意象"，再由"意象"反推"物象"的过程，对发现中药功效和阐释中药四气五味、升降浮沉药理等具有深刻影响和重要意义。采用取象比类的方法，将药物的基本性能、功效应用与其气味厚薄、阴阳寒热、采收时月、质地色泽、入药部位以及药材生熟等联系起来，认为物从其类，同形相趋，同气相求，进而阐释药物的作用原理。总之，一个理论原则：有是象，必有是理；有其理，则必有其相关性能。

（一）中药的四气五味与归经

1. 四气

四气，又称四性，指中药的寒、热、温、凉四种性质。古代医家认为四气来源于天之四时，是取象于春、夏、秋、冬四时气候。中药禀受于天之四时之气，禀受不同，则药性有别。还有一类药是不偏不倚的中性（中医称"性平"），比如茯苓、扁豆等。

人之气本趋于平衡，但如果得了病，气就有所偏差而失去平衡，继而会有两种情况出现：一是功能亢进或发热的症状；二是功能减退或畏寒的情况，中医上称为热证和寒证。具有寒凉药气的药物，用以治疗热证；具有温热药气的药物用以治疗寒证，从而使身体之气恢复平衡。

《神农本草经》中说："疗寒以热药，疗热以寒药。"热证用寒凉药，寒证用温热药，这是一条治疗常规。

2. 五味

五味，指中药的酸、苦、甘、辛、咸，与四气相对应，其取于地，于五行相配属。《素问·阴阳应象大论》云："木生酸、火生苦、土生甘、金生辛、水生咸""酸生肝、苦生心、甘生脾、辛生肺、咸生肾。"

3. 归经

归经，即药物作用的定位，就是把药物的作用与人体的脏腑经络密切联系起来，以说明药物作用对机体某部分的选择性，从而为临床辨证用药提供依据。《黄帝内经》把药物的五色、五味、五气通过五行学说与五脏理论相联系，药物的气味和颜色对归经理论的形成具有重要意义。《素问·宣明五气篇》中说："五味所入，酸入肝，辛入肺、苦入心、咸入肾、甘入脾，是谓五入。"《灵枢·九针论》中说："酸走筋、辛走气、苦走血、咸走骨、甘走肉，是谓五走。" 清代著名医家汪昂在《本草备要·药性总义》中说："凡药色青，味酸，气臊，性属木者，皆入足厥阴肝、足少阳胆经；色赤，味苦，气焦，性属火者，皆入手少阴心、手太阳小肠经；色黄，味甘，气香，性属土者，皆入足太阳脾、足阳明胃经；色白，味辛，气腥，性属金者，皆入手太阴肺、手阳明大肠经；色黑，味咸，气腐，性属水者，皆入足少阴肾、足太阳膀胱经。"五味入五脏（腑），主治五脏（腑）的病证。 辛味入肺主治肺经病变，如紫苏、麻黄等。酸（涩）味入肝主治肝经病变及滑泄之证，如山茱萸、乌梅等。甘味入脾，主治脾胃病变如甘草、大枣等。苦味入心，主治心经病变如栀子、黄连等。咸味入肾，主治肾经病变如肉苁蓉、杜仲等。五色入五脏（腑），主治五脏（腑）病证。色白入肺，多治肺经疾患，如石膏清肺，白及补肺生肌等。色青入肝，多治肝经疾患，如青皮疏肝，青黛清肝等。色赤入心，多治心经疾患，如朱砂镇心，丹参养心等。色黄入脾（胃），多治脾（胃）疾患，如黄精补脾润肺，黄芪健脾等。色黑入肾，多治肾经疾患，如熟地黄滋阴补肾，玄参滋肾阴泻肾火等。清代徐大椿在《神农本草经百种录》中精辟地论述到："药之受气于天地，亦各有专能，故所治各不同。于形质气味细察而详分之，必有一定之理也。"

（二）升降浮沉

升降浮沉指的是药物作用的趋向性，是在取象比类思维的指导下，阴阳模型的衍化形成的，升、浮属阳；降、沉属阴。历代医家常以气味厚薄、四气、五味以及药物质地、用药部位等特性作为取象的依据。明代医药学家李时珍对药性的升降浮沉进行了总结："酸咸无升，辛甘无降，寒无浮，热无沉，其性然也。"这是取象于阴阳的特性来推论药性之升降浮沉。《本草备要》说："凡药轻虚者浮而升，重实者沉而降，味薄者升而生……味厚者沉而藏，味平者化而成。"

升降浮沉是针对药物作用于肌体上下表里的作用趋势而言。升是上升，降是下降，浮是外行发散，沉是内行泻利。升与浮，沉与降，其趋向类似。升浮药物一般主上升和向外，有升阳、发表、散寒、涌吐等作用；沉降药物一般主下行和向内，有潜阳、降逆、清热、渗湿、泻下等作用。药物的这种升降沉浮的性质是与临床病变的部位和病势的趋向相对应的。

一般说来是同病位而逆病势，凡病变部位在上在表的，宜升浮而不宜沉降，如外感风寒的表证，就当用麻黄、桂枝等升浮药来治疗；病变部位在下在里的，宜沉降而不宜升浮，如肠燥便秘的里证，就当用枳实、大黄等沉降药来治疗。同时，升降浮沉与药物的气味、质地的轻重也有一定的关系。一般来说，凡味属辛、甘，气属温热的药物，大都具有升浮的作用；凡味苦、酸、咸，性属寒凉的药物，则大都具有沉降的作用。凡质轻的药物，如薄荷、辛夷等花叶类药物，大都能够升浮；质重的药物，如根茎类、果实种子类、矿物类及介壳类药物，大都能够沉降。由于升降浮沉的主要依据与药物的味有关，所以升降浮沉的不同作用实际上隶属于四气五味的作用之中。因此，就每种药物的药性来说，都有升降浮沉。但在临床应用中，除部分药物须注意其升降浮沉的特性外，多数药物的应用还是以性味功效为主。

另外，中药的升降浮沉也跟炮制（中药加工）的不同有关。比如酒炒则升，姜制则散，醋炒则收敛，盐制则下行。

（三）作用部位

古代医家依据"各以其类相从"原则进行归纳。清代张仁安在《本草诗解药性注》中说："质轻上行入心肺，质重下行入肝肾，中空发汗内攻实，枝达四肢皮行皮，为心为干走脏腑，枯燥入卫润入营，上下内外以此分，气血亦以类相从。"以枝达枝（以尖达尖）：桂枝（温通四肢）、桑枝（祛肢臂之风湿），桂枝尖（直达指尖）、甘草梢（达茎止痛）等。以皮行皮：大腹皮、茯苓皮、姜皮、黄芪皮、冬瓜皮均能行肌表皮里之水气。以心清心：莲子心、连翘心、竹叶心、麦冬心等。以仁润肠：柏子仁、火麻仁、郁李仁、松子仁、桃仁等。以藤通络：海风藤、络石藤、鸡血藤、天仙藤、忍冬藤等；以络通络：丝瓜络、橘络等；以核治丸：荔枝核、橘核等；以子明目：决明子、青葙子、枸杞子、菟丝子、女贞子等。

（四）作用功效

传统本草学认为，药物的"象"决定了药物的性能与功效。清代医学大家徐大椿在《神农本草经百种录》中指出："凡药之用，或取其气，或取其味，或取其色，或取其形，或取其质，或取其性情，或取其所生之时，或取其所成之地，各以其所偏胜而即资之疗疾，故能补偏救弊，调和脏腑。深求其理，可自得之。"古人先从对药物外形、质地、颜色、气味、习性、生长环境等自然特性的观察、体验中，意识到该种药物可能具有某种治疗作用，然后再试用于人体进行验证，即应象。如果确实有效，那么就通过口耳相传或文字被流传、记录下来，并以此为依据，结合从感观认识到的自然特性，应用阴阳五行理论来阐述药物与机体相互作用、产生疗效或毒效的机理，再以此理论做指导，去反复认识药物、用药治病，经过历代医家无数次反复检验、印证，最后才总结、提高形成"概括性"的原理。

1. 根据形态结构、部位、生长状态，推求功效

张锡纯认为核桃："形似人脑，其薄皮上有赤纹，又极似人之脑

神经，故善补脑。"沙苑子形似人体之肾，故以之补肾；又如五味子，《神农本草经百种录》中说："……故收敛之物无不益肾。五味形又似肾，故为补肾之要药。"

中空发汗：如麻黄、紫苏梗、荷梗、藿梗、升麻等。

梗能理气：如苏梗、荷梗、薄荷梗、藿香梗等。

叶能发散：如苏叶、桑叶、荷叶、荆芥、薄荷叶等。

刺善祛风：如五加皮（散风湿且强筋骨）、木瓜（舒筋活络）、海桐皮（祛风通络）、苍耳子（散风祛湿利窍）等。

根多补益：如人参、黄芪、白术、山药等。

花善解郁，如玫瑰花、合欢花、百合花等。

以当归为例，不同部位，功效不同。李杲云："当归头止血而上行，身养血而中守，梢破血而下流。"李时珍在《本草纲目》中指出："人身法象天地，则治上当用头，治中当用身，治下当用尾。通治则全用，乃一定之理也。"

清代著名医家唐宗海在《本草问答》中说："葛根藤极长，而太阳之经脉亦极长，葛根引土下之水气以达藤蔓，太阳引膀胱水中之阳气以达经脉，其理相同。""竹茹像周身之筋脉，则能和筋脉；松节像人身之骨节，则能和骨节。""用刺者有两义：攻破降利，用皂刺、白棘刺是矣。二物锐长，故主攻破。设刺不锐而钩曲，刺不长而细软，则不破利而和散，能息风治筋，如钩藤刺、红毛五加皮、白蒺藜之类是也。盖勾芒为风木之神物，秉之而生钩刺芒角，故皆能和肝木，以息风治筋也。"

唐宗海论根药构造与药性关系时指出：升麻"其根中多孔窍，是吸引水气以上达苗叶之孔道也，故其性主上升。""葛根与升麻不同，葛根根实，故升津而不升气；升麻根空有孔道以行气，故升气而不升津。"

桑寄生为寄生于桑树、槲树上的植物，其生长犹如人之初寄生于母体。所以《本经逢原》认为桑寄生是安胎的圣药。

《本草纲目》论石菖蒲这味药时说道："濯去泥土，渍以清水，置盆中，可数十年不枯，节叶坚瘦，根须连络，苍然于几案间，久更可喜。"古人由石菖蒲无土而可生数年的现象，得知其生命力顽强的特性，所以用它能以其气养人，可强身延年。

总体来说，树叶和花类药物轻飘、飞扬，多具有发散和清热解毒作用；矿物类药沉重，易趋下，多用于重镇潜阳安神；树木的枝干在生长中纵横交错，犹如人体的手足四肢，故多具有通利关节、疏通经络的作用。中医认为，动物的骨肉、脏器为"血肉有情之品"，比如紫河车、鹿茸等，能治疗人体中与之相同或相近部位的虚损类疾病，即所谓"以脏补脏""以骨补骨""以有形配有形"。

《唐本草》中记载了用羊肝治疗夜盲症和改善视力，《本草拾遗》中记述了人胞（胎盘）作为强壮剂的效用。李时珍在《本草纲目》中把脏器疗法归纳为："以胃治胃，以心归心，以血导血，以骨入骨，以髓补髓，以皮治皮。"

2. 根据生长环境与季节，推求功效

李时珍在《本草纲目》中引僧继洪的话："中牟有麻黄之地，冬不积雪，为泄内阳也。故过用则泄真气。"这就是通过对麻黄产地"冬不积雪"之特性的观察，推测出麻黄性热的特点。再如，古人对浮萍这一味药的药理作用研究："水萍生于水中，其叶入水不濡，是其所能敌水也。故凡水湿之病皆能治之，其根不着土而上浮水面，故又能主皮毛之病。"这种方法正是古代医家寻找新的一种有效方法，从药物生长环境的特点，用取类比象的原则，推导其在人体中可能的作用机理。

其他类似的研究如：生于水泽湖沼者，多能利水渗湿，如车前子、泽泻等；芦根长于水边，故能利水消肿；夏季的荷叶、藿香、扁豆花有祛暑作用；秋冬的桑叶、菊花多属寒凉润燥之品；四季常青的女贞子、柏叶有乌须发作用。

有一味中药叫阳起石（矿物），古人是怎么论述阳起石的呢？在《本草图经》这本书里说：齐州有阳起山，山上常有暖气，虽然隆冬大雪遍境，但此山上很少积雪，这是因为有温暖的石气熏蒸。由此推导出阳起石的药性是温热的。当人体肾阳不足出现虚寒证的时候，就可以用阳起石来补助阳气。

明代陈嘉谟在《本草蒙筌》中说："凡诸草本、昆虫，各有相宜地

产，气味功力，自异寻常。谚云：'一方风土养万民，是亦一方地土出方药也'。"

唐宗海《本草问答》说："黄芪以生于北方口外者为佳。"其原理是能"秉北方水中之阳气以生"。又如小麦"生于南方者温，产于北方者凉，皆因南北气候温凉之不同，故所禀不一。所以古今用小麦者，以南北之中，淮河流域所产者为药性平和者为佳。"

四川名医卢崇汉在《扶阳讲记》论附子："附子移苗的时间是冬至，收成的时间是夏至……冬至是一阳生，一阳来夏之际，冬至到夏至这个阶段是阳气渐长，阴气渐消，完全体现了'以火立极''以火消阴'的真义。附子的种收正是禀受了这样一个'立极之气'，所以附子的温热不是凭空来得……这跟天道的运行有决定的关系。而附子为什么非要在江油这个地方才算是得地呢……四川江油位处西南，是坤土最厚的地方，而土是能够藏火的，就是能够完完全全把天道所给的阳气，聚集到附子里面，从而使附子有这样一个雄厚的热量。"

3. 根据某些秉性，推求功效

如穿山甲性能穿山掘洞，从地中出，故能攻疮脓使之破，又能攻坚积使之散；水蛭、虻虫性喜吮食人及牛马之血，故主攻血积瘀滞；虎豹猛兽筋骨强健，故能壮人筋骨；蛇类性喜游走钻洞，故能透骨搜风，治疗风痹顽痹。天麻治疗一切风病，因其地上部分如箭轩竖立，《本草备要》说天麻"有风不动，无风反摇，一名定风草"。独活"有风不动，无风反摇，故名独摇草"，由此得知独活善治水湿伏风（清代黄宫绣《本草求真》）。

《本草纲目》对于龟板与鹿胶的功效论述颇为形象生动："龟、鹿皆灵而有寿。龟首常藏向腹，能通任脉，故取以补心、补肾、补血，以养阴也。鹿鼻常反向尾，能通督脉，故取以补命门、补精、补气，以养阳也。"

清代杨濬《伤寒瘟疫条辨》论白僵蚕："味辛咸，性平，气味俱薄，升也，阳中之阳也……喜燥恶湿，食桑叶而不饮，有大便而无小便。余因其不饮，而用之于不饮之病；因其有大便，而用治大便不通之病……余因病风之僵，而用治病风之人，古谓因其气相感而以意治之也。"论蝉蜕："味甘咸，性寒，土木余气所化，升也，阳中之阳也，夫蜕者退也，脱然无恙也……因其不食，而用治不食之病，因其有小便，而用治小便不通之病。短赤淋遗亦治之。"

鸡内金是一味助脾胃消化的药物，也就是鸡肫的内壁。民国著名中医学家张锡纯在《医学衷中参西录》中说："鸡内金，鸡之脾胃也，中有瓷、石、铜、铁皆能消化。其善化瘀可知。"

4. 根据气味、五（六）味，推求功效

气味：金代著名医家张元素强调药物的四气五味之厚薄是影响药物作用的重要方面。他在《珍珠囊》一书中提出："味薄则通，酸、苦、咸、平是也；味厚则泄，酸、苦、咸、寒是也。气厚则发热，辛、甘、温、热是也；气薄则发泄，辛、甘、淡、平、寒、凉是也。"

五（六）味：专指辛、甘、酸、苦、咸、淡。《素问·宣明五气篇》中说："五味所入，酸入肝、辛入肺、苦入心、咸入肾、甘入脾，是谓五入"，《灵枢·九针论》云："酸走筋、辛走气、苦走血、咸走骨、甘走肉，是谓五走。"

五味对应五行之气。根据五行生克制化的特性，不同的味有不同的作用。而其味相同的中药，作用上有共同之处。如辛味五行属金，五脏之一的肺五行也属金，因此辛味之药能入肺。也就是说，可以通过特定的经络渠道来治疗肺部疾病，这就是药物的归经。同理，酸味可以入肝，苦味可以入心，甘味可以入脾，咸味可以入肾。

辛："能散、能行"，即有发散、行气、行血（活血）等作用，如麻黄、薄荷、荆芥、紫苏、陈皮、木香、红花、当归等。

甘："能补、能缓、能和"，即有补益、缓急止痛、调和药性、和中等作用，如党参、熟地黄、甘草、黄精、饴糖等。

酸："能收、能涩"，即有收敛固涩等作用，如山茱萸、乌梅、五味子、五倍子等。

苦："能泄、能燥、能坚"，即有清热解毒、燥湿、泻火、降气、通便等作用，如山栀子、大黄、黄连、黄芩、苦参、杏仁、厚朴等。

咸："能软、能下"，即有软坚散结、泻下通便、平肝潜阳等作用，如海藻、昆布、芒硝、鳖甲、牡蛎、肉苁蓉、羚羊角、石决明等。

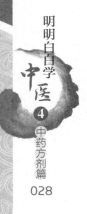
淡："能渗、能利"，即有渗湿利水等作用，如猪苓、茯苓、薏苡仁、通草等。

药物的气与味是密切相关的，两者结合起来，才能反映药物的性能和功效。每味药物都具有气和味，如麻黄辛温，黄连苦寒，生地黄甘寒等。药物的气味相同，则作用近似；气味不同，则作用不同。即使味同而气异，或气同而味异，作用也往往不同。如桂枝与薄荷，其味皆辛，但气一温一凉，虽均能用于发散解表，但桂枝适于风寒表证，薄荷则适于风热表证；黄柏与生地黄，其气皆寒，但味一苦一甘，故黄柏用于湿热证，生地黄则用于热病阴伤证。此外，还有一药兼多味者，如五味子酸、甘、咸俱有。所以，药物气味的复杂性，决定了药物功效的多样性。

追溯人类用药的历史，是以用单味药开始的。随着人们对药物和病因、病理认识的不断深化，逐渐学会了将药物配伍在一起使用。同时，由于疾病的发生发展过程中常常会出现寒热交错，虚实并见的现象，因此只凭单味药是难以照顾全面的，必须将多味药物合理搭配，利用其相互间的协同或拮抗作用，提高疗效或减少不良反应，从而适应复杂病情的治疗。

5. 根据质地，推求功效

《本草备要》中说："枯燥者入气分，润泽者入血分。"

《医原》说："燥药得天气多，故能治湿；润药得地气多，故能治燥。"

《本草问答》说："动植之物，性皆不镇静也，惟金石性本镇静，故凡安魂魄、定精神、填塞镇降，又以金石为要。"

张锡纯在《医学衷中参西录》中论龙骨："质最黏涩，具有翕收之力，故能收敛元气，镇安精神，固涩滑脱。"其论滑石："色白味淡，质滑而软……且滑者善通窍络，故又主女子乳难；滑而能散，故又主胃中积聚；因热小便不利者，滑石最为要药。"总体而言，质地轻虚的药物如薄荷、桑叶等，大多能升能浮，作用向上向外；子实及质重的药物，如苏子、代赭石之类，大多能沉能降，作用向下向内。

取象比类用于中药时给出了一个理论原则：有是象，必有是理；有其理，则必有其相关性能。取象比类的思维方法对发现中药功效、阐释中药作用机理以及临床制方等具有深刻而重要的影响，为中药理论的发展做出了不可磨灭的贡献。但取象比类思维方法的本身也存在着一定的局限性，往往是只重外象，而忽视本质；强调了同一性，而忽视了差异性，有时获得的结论只具有或然性。以取象比类推测药物作用，有时并不能代表具体药物的实际效用或全部功效。比如"诸花皆升，唯旋覆花独降""诸子皆降，唯苍耳子、蔓荆子独升""诸石入水皆沉，唯海浮石却浮""凡木入水皆浮，独沉香入水则沉"等。

取象比类以"天人相应"思想为指导，通过对人体脏腑经络、气血津液等内在生命功能活动所表现于外的征象进行整体动态考察，同时与自然万物变化的意象相效法，借此推测人体内部生命活动状况以及疾病病机的演变规律，并相应地选取具有四气五味、脏腑归经等特性的中药，组合成具有特定作用的方剂进行治疗，理法方药有机统一，具有很强的包容性、实用性和灵活性。

第二章

煲药与服药

🔯 煲靓药汤

我们前面讲过中药有很多种剂型，比如汤剂、丸剂、散剂、冲剂、酒剂、酊剂、膏剂等，所谓煲药就是指汤剂的制作过程。汤剂，是指将药物用煎煮或浸泡后去渣取汁的方法制成的液体剂型。

汤剂是中医临床应用最早、最广泛的一种剂型，约占中医处方剂型的50%。汤剂主要供内服，少数外用多做洗浴、熏蒸、含漱用。

以水为溶剂，中药饮片经过煎煮和浸泡，其有效成分容易析出，所以汤剂具有吸收快，药效发挥迅速、作用强的优点，古人认为"汤者，荡也""涤除邪气者，用汤最宜。"

此外，汤剂能适应中医辨证论治的需要，其中处方组成、用量都可以根据病情变化，进行适当加减，灵活应用，确保疗效。

"煎煮"我们也叫"煲"，一服中药一般都会煲两次，老百姓俗称"翻渣煲"。那么，该如何煲出一剂靓药汤呢？有几个要点是需要我们掌握和了解的。

🔯 选对容器

俗话说"工欲善其事必先利其器"，所以，首先我们要选对煲药的容器。李时珍曾说过："凡煎药并忌铜铁器，宜用银器瓦罐。"煲中药不能用金属容器，像铁锅、铝锅、铜锅等，因为金属容器所含的金属成分会与中药中的某些成分发生化学反应，既会影响药效，又可能对人体造成伤害。

煲中药最好的容器就是砂锅或专门用来煲药的药壶，这些容器平时很容易获得，药店和日杂店里都有卖，也很便宜。砂锅的受热比较均匀，药汁煮沸时的滚动就像水浪冲撞，再用筷子不断地搅拌，这样形成的撞击力能将药物中的有效成分尽可能地析出。除了砂锅外，陶罐、搪瓷锅也是不错的选择。

顺便提一下，每次煲过药的容器都要立即进行清洗，洗净药渣，否则会影响下次煲药的效果。

🌸 在煎煮前浸泡中药

在煲药之前，要先将中药在水中浸泡一段时间，这样做会使得中药在煎煮过程中析出更多的有效成分。以花、叶、茎类为主的药物，浸泡时间一般为15分钟；以根、种子、根茎、果实类为主的药物浸泡时间一般为半个小时。

🌸 适量加水

煲药最好用白开水，也就是把烧开的水放凉后用来煲药。现在一般人都使用自来水，但一些地方的自来水多用氯消毒，或多或少都有残留；而且自来水中的钙、镁离子较多，容易和药材中的化合物发生反应，会影响药效。

一般煲药时水面以高出药面3～5厘米为宜。大剂量和松泡易吸水的药物可适当增加用水量。煲药过程中不宜频频加水，这不利于药物的分解。如果药物吸水膨胀，水很快干了，可适量加点开水。

🌸 掌控好火候

古人对煲药的火候有严格的要求，如果用火过急过猛（武火），会使汤液沸腾外溢，造成浪费；此外，药汁也会很快被熬干，有效成分不能被充分煎煮出来。如果一开始就用小火慢熬（文火），则又会费工费时。所以，一般而言，煲药常采取武火煮沸，文火熬成液的办法。也就是先用武火煎煮至充分沸腾1～3分钟，然后用文火再煎煮20～30分钟使之成一碗，用消毒纱布或咖啡格滤渣后倒入杯内服用。

🔶 把握好时间

不同功效的中药，煎煮的时间也有差别。一般而言，滋补类的药物，俗称"补药"，需要煲久一点。即先用武火煮沸后，再改用文火慢熬40～60分钟。注意，在文火煎煮的过程中，要搅拌药物2～3次。像解表药、清热药、芳香类药物则不宜久煎，因为这类药质地轻扬，气味辛香，富含挥发油，煎煮太久会使药物的有效成分挥发掉从而使药效降低。所以，煎煮这类药时，在用武火煮沸后再煲15～20分钟即可。对于普通治疗药，一般煮沸后再煲20～30分钟即可。

🔶 分清一些药的煎煮顺序和方法

看过中药方的人时常会发现，医生会在药方中某些药物的右上角注有"先煎""后下""包煎""烊化""另煎""冲服""榨汁"等说明，这是在提醒煲药时要注意一些药的煎煮顺序和方法。

（一）先煎

所谓先煎是指一些药先于其他药下锅煲，一般要先煲20～30分钟。哪些中药需要先煎呢？一般而言包括：

（1）矿石类、贝壳类、角甲类药物因质地坚硬，有效成分不易煎出，如赤石脂、灵磁石、紫石英、海浮石、龙骨、牡蛎、石决明、珍珠母、海蛤壳、瓦楞子、龟甲、鳖甲、穿山甲、水牛角等。

（2）有毒的药物如乌头、附子等，要先煮1～2小时，先煎、久煎能达到减毒或去毒的目的。

（3）有些植物药先煎才有效，如石斛、天竺黄、火麻仁等。

（二）后下

所谓后下是指有些药最后下锅煲，也就是在其他药快煲好的时候，将其放入锅内煲，一般而言，5～10分钟即可。需要后下的药物一般包括：

（1）气味芳香，含挥发油多的药物，如薄荷、藿香、木香、砂仁、草豆蔻、檀香、沉香、青蒿等。

（2）不宜久煎的药物，如钩藤、大黄、番泻叶等。

（三）包煎

所谓包煎是指用纱布包裹一些药物混同其他药物一起煎煮。需要包煎的药物一般包括：

（1）花粉类药物，如蒲黄等。

（2）细小种子果实类中药，如葶苈子、菟丝子等。

（3）药物细粉，如六一散、黛蛤散等。这些药物虽然体积小，但总表面积大，颗粒的疏水性强，浮于水面或沉于锅底，故需用纱布包好与其他药物同煎。

（4）含淀粉、黏液质较多的药物，如浮小麦、车前子等在煎煮过程中易黏煳锅底焦化，故需包煎。

（5）附绒毛药物，如旋覆花等，包煎可避免绒毛脱落，混入汤液中刺激咽喉，引起咳嗽。

（四）烊化

所谓烊化是指将一些药物用适量开水溶化，然后冲入煲好的药汁中服用。需要烊化的药物主要是一些胶类或糖类药物，如阿胶、龟甲胶、鹿角胶、蜂蜜、饴糖等。这些药物如果与其他药同煎，不但会使煎液黏度增大，影响其他成分扩散，胶也会受到损失。

（五）另煎

对于一些比较贵重的药物，如人参、羚羊角片等，若将它们与众多药物混熬并作为药渣弃去，就造成了浪费，所以，一般应先煲好再兑入药汁服用。这就是另煎。

（六）榨汁

一些需要用鲜汁的药物可采用榨汁的方法，如鲜生地黄、生藕、梨、鲜姜、鲜白茅根等，榨汁后，兑入汤剂中服用。

其他注意事项

（一）关于盖锅盖的问题

通常，刚开始煲药时须盖紧锅盖，待水沸时可用两根筷子撑起锅盖，留些缝隙让蒸汽排出。有些中药含有挥发成分，如薄荷、紫苏叶、藿香等解表类药物以及人参、鹿茸、西洋参等贵重药材，煎煮过程中其有效成分易发散到空气中，因此须盖着锅盖煲。一些重量轻、体积大的药材，如金钱草、番泻叶等，如果煲药的容器不够大，盖上锅盖会使药液溢出。有些不易溶解的药材，煎煮时需经常搅拌，这样的药物最好不要盖着锅盖煮。搅拌时最好顺着一个方向，这样使药材均匀受热，使有效成分完全溶解，一般间隔10分钟翻动1次。

（二）每次煲多少量的药汁

一般中药都需要煲两次，第一遍煲药结束后，倒出药汁，将药渣留在锅内，再用凉开水或者温水继续浸泡刚刚煎煮过的药渣，大概15分钟，再加水，这次的水不要太多，刚刚没过药渣即可，煎煮方法同第一遍。然后将两次药汁混合，分为两份，一天内分两次喝完。保存可放在阴凉处或冰箱冷藏室内。

煲多少药汁非常关键，一般而言，对儿童，每次煲取药汁50～100毫升；对成人，每次煲取药汁150～200毫升。

正确服药

清代名医徐大椿曾指出："方虽中病，而服之不得法，非特乏功，反而有害。"这说明了服药方法的重要性。

一般而言，汤药应温服，需要长期服药时，应在饭后服。发散风寒的药物最好是热服；入肾的药最好用淡盐水送服，因为根据五行理论，咸味能引药入肾；治疗呕吐和食物中毒的药物，宜小量频服；治疗肝脏、肾脏以及胃肠道方面疾病的中药，宜在饭前服。比如，治疗胃溃疡以及胃黏膜糜烂的中药方中，一般都是会带有白及还有海螵蛸这些中药，这些药物会有效地抑制患者的胃酸分泌，并且在肠胃的内壁中形成一道保护膜，所以这类中药最好是在饭前空腹时服用。不过，每个人的体质不同，对中药的反应也不同，有些患者在空腹服用中药之后就会出现胃疼、拉肚子等症状，因此，应改为饭后服。对于泻药、滋补药、驱虫药等，空腹服用效果最佳；安神镇静催眠的中药，最好在睡前服。一些用于心血管急症的中成药须在疾病发作前兆时服用，如复方丹参滴丸等。

这里要提示一下：无论是饭前还是饭后，都应有间隔，一般在饭前或饭后1～2小时。

汤剂的服法

汤剂的服法还可分为以下几种：

1. 分服

即将每天1剂汤药，分2～3次等量分服。

2. 顿服

即将1剂汤药1次服下，以取其量大力峻、快速起效之作用。

3. 连服

即在短时间内连续给予大剂量药物的服用方法。意在短时间内，使体内达到较高的药物浓度。

需要提醒的是，在应用发汗、泻下等药物时，若药力较强，要注意患者的个体差异，一般以得汗、泻下为度，适可而止，不必全部服完，以免损伤正气。

中成药的服法

中成药的服法大致可分为送服、冲服、调服、含化以及喂服等几种形式。

1. 送服

即将药放入口内，用温开水或药引、汤剂送服。

2. 冲服

即将药物放入杯内，用温开水、药引等冲成悬混液后服用。

3. 调服

即将一些散剂用温开水或白酒、醋等液体调成糊状后口服，如安宫牛黄丸、紫雪丹等采用此法。

4. 含化

即将丸、丹剂含在口中，让药慢慢溶化，缓缓咽下，如六神丸、救心丹等。

5. 喂服

即将中成药溶成液状，逐口喂给患者。本法主要用于婴幼儿、年老体弱或急危重症患者。

服药的注意事项

此外，要注意饮食对药物的影响。一般而言，凡是食性与药性相顺应，食物能增强药物的作用；食性与药性相反，食物便会降低药物的作用。在服用中药期间最好采用清淡饮食，切忌膏粱厚味、大鱼大肉。

中西药可以同时服用吗？应当说，具体情况具体分析，需要靠医生的指导。中药和西药之间会发生化学反应，有些中西药之间的相互作用甚至会产生有害物质。所以，一般而言，中西药最好分开1小时以上服用。

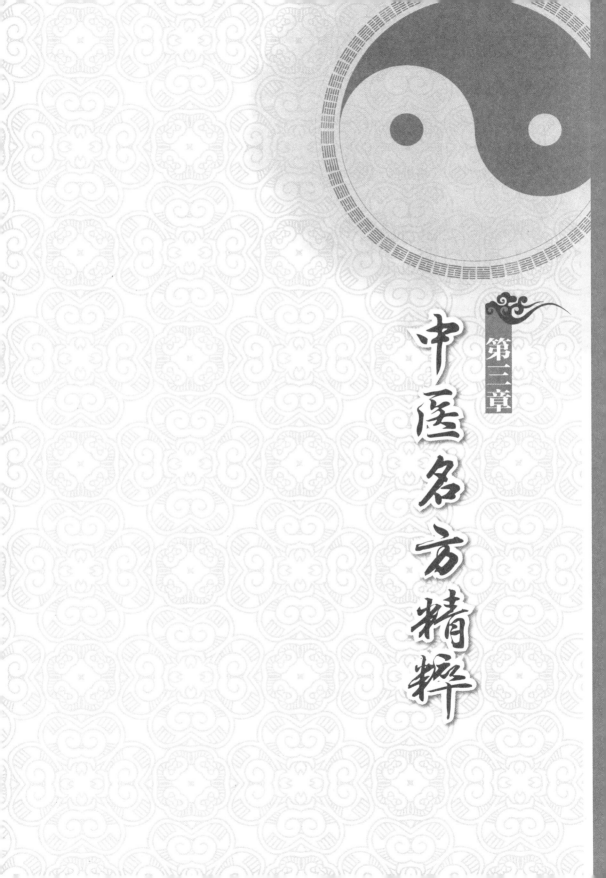

第三章

中医名方精粹

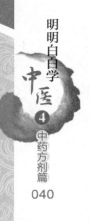

方剂就是中医治病的药方。古人经过长期的医疗实践，学会了将几种药物配合起来，经过煎煮制成汤液，这就是最早的方剂。方剂一般由君药、臣药、佐药、使药四部分组成。

"君臣佐使"的提法最早见于《黄帝内经》，在《素问·至真要大论》中有 "主病之为君，佐君之谓臣，应臣之谓使"的论述。君药是方剂中针对主证起主要治疗作用的药物，是必不可少的，其药味较少，药量根据药力相对较其他药大；臣药的作用是协助君药，以增强疗效；佐药的作用是协助君药治疗兼证或次要症状，或抑制君、臣药的毒性和峻烈性等；使药的作用是引方中诸药直达病证之所在，或调和方中诸药。

中医名方是古代医家留给后世享用的一笔宝贵财富，是我们养生治病的护身之宝。名方之所以为名方，首先在于它经过了几百年乃至几千年的临床使用，被证实疗效确切；同时，一名方的构建更是蕴含了深刻的哲理和医理。名方可以说是古代医家对人体生命活动本质的一种独特理解，是对天地人三才一体的和谐生命观的一种深刻诠释，一首名方的精妙的组方思路就是来源于医家中医理论的深悟和阐发。

为了能方便使用和长期服用，名方常常被制成丸、散、膏、丹等不同剂型的成药，在如今各种药店甚至便利店中，都有中医名方成药的销售。现在的名方成药所选的药材越来越精致，大都是经过规范种植培养的地道药材；成药制作的工艺越来越先进，不仅有丸、散、膏、丹的传统剂型，还有液、片、胶囊、滴丸、浓缩颗粒等新剂型，这样也使得成药的药效利用度越来越高。

什么是传统剂型丸、散、膏、丹呢？

丸：是指"丸药"。它是把药物研成细末后，加入适宜的黏合剂，制成圆形的药丸。丸剂一般都作内服。常用的丸剂有蜜丸、水丸、糊丸、浓缩丸等。

散：是指将药物研碎，混合均匀，制成粉末状制剂。它有内服和外用两种。内服方面："散"具有服用方便、吸收快、药效好、能节约贵重药材等优点。外用方面："散"多应用于疮痈、湿疹或水火烫伤等。既可掺撒疮面，也可散布或调敷，用来消散疮疡或拔毒生肌，"散"药能直接接触患部，加强吸收，提高疗效。

膏：是将药物用水或植物油煎熬去渣制成，也有内服和外用两种。内服膏剂主要有流浸膏、浸膏、煎膏三种。其优点是便于保存和服用，一般选用补益的药物制成，所以大都适用于身体衰弱或慢性病需要长期调治的患者。外用的膏药，又可分为软膏和硬膏两种。药物煎熬去渣后加入适量的脂肪或凡士林等调成软膏，外敷用于疮疡肿痛、皮肤湿痒等病。硬膏是将药物用植物油煎熬，过滤去渣，再加入白醋或铅丹等，成为富有黏性的胶质，然后摊在纸上或布上而成，用时可稍微加热，敷贴患处，如用于风湿痛和跌打扭伤的狗皮膏等。

丹：其实，"丹"已经没有固定的形态了，有的是"丸"，有的是"散"。最早的时候，使用矿物加热提炼而成，为一种新的化合物，古称为"炼丹"，外科方面应用较多，有去腐拔毒的作用。也有把疗效较好的成药称"丹"，如"人丹""玉枢丹"等，后世也许是沿袭了这个命名习惯。

中药传统成药的剂型除了上面讲的丸、散、膏、丹外，还有"药酒""露"（用新鲜含有挥发性成分的药物蒸馏而成，如金银花露）等。

本书精选了一批代表性强、使用频率高、应用范围广的名方成药，进行细心解读，从而让更多的人能真正认识名方，更好更准确地去使用名方，在切身体味古人高深医理哲理的意境中，尽享我们的健康人生！

🕉 小柴胡汤

小柴胡汤是对应我们身体内的肝胆脏而设，我们人体内的肝胆对应着自然界的春季，它们都属于五行当中的"木"这一行，它们之间存在着神秘的联系。小柴胡汤是用来调和我们人体内的初春的尚不成熟，还在成长的阳气，使得我们人体能很好地完成类似于自然界冬天的寒冷到夏天炎热的过渡。自然界冬季向夏季过渡自然的话，自然就不会忽冷忽热，而小柴胡汤就是用来防止我们身体出现忽冷忽热或者是不稳定的状态。

小柴胡汤（《伤寒论》）
柴胡、黄芩、人参、甘草、半夏、生姜、大枣
功效：和解少阳

功效原理

"少阳"是什么？阳指的是阳气，少是指此时阳气还不够旺盛，还处在初生、初始阶段。比如自然界初春的时候是少阳，这时天气还不够暖和，但已经不像冬天那般寒冷了，但也没有夏天自然界阳气旺盛时那么炎热，所以属于"少阳"。

《黄帝内经》称"少阳为枢"，枢，即枢机，在《辞海》中把它比喻成为"事物运动的关键"。这个"枢"最早指的是户枢，有一句我们大家都很熟悉的话叫作"流水不腐，户枢不蠹"，这个户枢指的就是门轴，门轴是决定门开或关的关键；所谓"机"指的是弩牙，也就是古代弓弩上的制动装置，它是决定着这个弓箭射不射出去的关键。

为什么说少阳为枢呢？我们还是以自然界的季节变化为例。我们都知道，春季是在寒冷的冬季与炎热的夏季之间，在冬季，自然界中的阳气，也就是能量、热量主要贮藏在地下，初春的关键就是要利用春天的生机，将贮藏了一个冬季的热量从地下缓缓释放出来，这样自然界才能向春夏温暖炎热转化。由此可见，初春的生机是决定自然界由冷向暖转化的关键，是决定着自然界中的能量、阳气由地下向地上转移的关键，这就是枢机。冷和暖，地上和地下都是正好相对的，这就是阴阳之间的对立。所以，初春的少阳是阴和阳转化的关键，也就是阴阳之枢。初春的生机对于自然，对于生命而言，其作用都是非常关键的。唐朝著名诗人岑参在《白雪歌送武判官归京》中就有这样的诗句"忽如一夜春风来，千树万树梨花开"。日常生活中，一些枯死树木是否能够重新焕发生机，初春少阳生机是极为关键的，这就是我们所说的"枯木逢春"。

由此可见，少阳为枢的理论实际上反映的是天地自然间的一种规律。

人是天地自然的产物，当然也要受到自然规律的支配和影响。人体中的少阳主要指的是足少阳胆经以及脏腑中的胆腑。我们从胆经分布的位置就可以看出它处在阴阳之间的一个关键位置。阴阳划分的基本标准是向阳的为阳，背阳的为阴，而华夏民族自古而来以农耕为主，农民在耕田的时候总是面朝黄土，背朝天，所以人体的胸腹面因背阳而属阴，人体的背部因向阳而属阳。少阳经从头到脚绕着人体的侧边区域运行，所以它是位于人的身体侧面，在属阳的背部与属阴的胸腹之间。足少阳胆经内联的脏腑就是胆腑，所以胆为少阳之腑。少阳是人体中名为"相火"的阳气所寄居的地方，相火起着温养和激发脏腑、经络发挥各自功能的作用，促进机体的生养，就相当于自然界中初春的生气。金元时期著名医学家李东垣说："胆气春升则余脏从之。"所以，少阳经和胆腑在人体中就承担了类似自然界初春少阳生气的作用。

就像我们前面所说的一样，枢机是事物运动的关键，运动是否顺畅是枢机功能正常的重要标志。但是，作为自然界阴阳运动枢机的初春少阳，却很容易出现运动不畅的情况。初春二月的气候常常像坐过山车一样忽起忽落，冷热不定，真是乍暖还寒。宋朝刘清夫在《玉楼春》中描写到："柳梢绿小眉如印，乍暖还寒犹未定。"春天是一个暧昧的季节，天气永远都不会让人琢磨透，俗话说"春天孩子儿脸，一天变三变"。本已鲜花烂漫，而不经意的寒流却又让人们措手不及。这种气候冷暖变化无常，实际上代表着自然界由冬寒向春暖过渡时，并不是一个顺畅的运动，出现了反复，这代表了自然界的少阳枢机不利。这种忽冷忽热，乍暖还寒的天气对农作物的耕种很有影响，也容易导致各种细菌病毒的滋生，影响人们的身体健康。春天，尤其是初春是多种疾病的高发季节。李清照在她的词作中也留下了："乍暖还寒时候，最难将息。"的名句，说明自然界少阳枢机不利对人体健康的影响非常明显。

像自然界一样，人体少阳经与胆腑也容易出现枢机不利的情况。寄居在少阳的相火只有在持续、顺畅地运行中才能发挥其温养和激发脏腑、经络的功能，人体的阳气才能旺盛。而当少阳枢机不利时，则少阳胆经中会首先出现明显的经气运行不畅的情况，在人体的两侧胁肋部

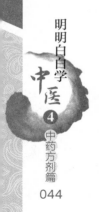

会出现胀闷不舒的感觉，甚至出现疼痛，或者明显的压痛症状。少阳胆腑承担着排泄胆汁到小肠，帮助油脂物质消化的作用，因此，当少阳运行不畅时，人体胆汁就会运行不正常，胆汁上逆于口中，则会出现口苦症状。但是这种少阳枢机不利的口苦常常出现在清晨，因为每日清晨就像一年当中的初春，是少阳掌管的时间。由于少阳为人体阴阳运动的枢纽，所以当少阳枢机不利时，机体还容易出现体温寒热变化不定的现象，一会儿明显发热，一会儿又出现明显的怕冷，甚至冷得打战，这种发热与寒战的交替出现，就像疟疾发作一样，中医称之为"寒热往来"。少阳枢机不利，还会影响相火温养和激发其他脏腑、经络功能的正常发挥，从而导致人体其他脏腑出现各种病证。以上所述的机体的一系列的病理变化，在中医理论中就称作为"少阳枢机不利"。

方解

　　小柴胡汤是医圣张仲景针对人体少阳枢机不利的病理情况而设的方剂。柴胡是方中的主药，柴胡的生长特点是冬天时生根，初春二月的时候生苗，叶自根处丛生，呈线状披针形，质地非常柔软。在著名的药物学专著《本草纲目》中记载"柴胡……强硬不堪使用"。所以，对于柴胡这味药来说，质地柔软是判断其质量和药效的重要标准之一。一般而言，质地优良的柴胡长尺余而微白且软，就像春天的嫩芽嫩叶一般充满了春的生机。柴胡的清新香气和柔软质地，与初春的生气非常相似。传统药典中记载的柴胡的采摘时间是在农历二月、八月，并把春季二月采挖的幼苗称为"春柴胡"。现代研究发现，在阳历四五月采收的春柴胡均比其他采收期的样品的总黄酮含量高。所以，现在明确下来，柴胡的最佳采收季节是四五月，也就是农历的二三月间。由此可见，得到充沛的初春之气的"春柴胡"药效是最强的，所以柴胡这味中药的功效往往取决于其得到的自然界初春少阳之气的多少。根据天人相应理论，柴胡自然也就成为了入人体少阳经的代表药物，中医学中也把它当作是少阳经的引经药。

　　柴胡切片后，我们会发现它的内部有很多类网状纹孔；而黄芩，又被称为"枯芩""腐肠","枯芩"和"腐肠"都极其形象地描述了黄芩中空的形质特点；柴胡和黄芩都有着中空的共同特点，这实际上表明了这两味药物具有通达经络，保证少阳经气运行顺畅，从而调整少阳枢机不利的作用。更有趣的是，柴胡是散寒的，黄芩是清热的；柴胡质地轻清，作用趋势以上升为主，而黄芩是苦寒下降的，所以这两味入少阳经的药物，一个散寒，一个清热，一升一降，调整着阴阳转换的枢机。可以说柴胡与黄芩的配伍组合是调整少阳枢机不利的核心。

此外，小柴胡汤中的人参、生姜和大枣主要是用来调整机体的脾胃功能，从而扶助人体的正气。

🏮 运用

目前市场药店有售的小柴胡汤剂型很多，有颗粒剂、片剂、丸剂等。小柴胡汤片（丸），一次2~3片，每日2~3次。小柴胡颗粒，一次1~2袋，每袋10克，每日3次。感冒时服用小柴胡汤建议选择颗粒剂，用温水冲服；如果是一些慢性疾病，若选用小柴胡汤作为辅助治疗，由于服药时间较长，可选择丸剂或片剂。

一般而言，适用于小柴胡汤的人群有以下一些特点：面色呈暗黄，或青黄，或青白色，早晨起床容易出现口苦、口干，对气温变化反应敏感，天气变化的晚上睡眠很容易受影响，烦躁，难以入睡，平时比较情绪化，女性在月经前常有乳房胀痛、脾气暴躁等情况。

（一）偏头痛的治疗剂

由于少阳经基本行于整个人体的侧部，所以在人体头面部，少阳经也就行于侧头部。若外在的风寒邪气侵扰到少阳经，所引起的头痛也主要以两侧部为主，也可出现一侧头痛，或左或右，这也就是我们一般所说的偏头痛。偏头痛发作时常常头痛欲裂，疼痛可向面颊部放射，可连及眼、齿等少阳经循行中经过的部位，患者有时会出现眼睛红赤，眼睛胀痛得像要脱出目眶，严重的还可能出现恶心呕吐；此外，患者还常常会伴有头晕眼花，口苦口干这些症状，这些都属于中医所说的少阳头痛。少阳头痛常易变成慢性头痛，反复发作。少阳头痛发作的时间常以夜间11点到1点为主，或者是在这一时间段发作最为剧烈。夜间11点到1点，也就是我们所说的子时，它是一天当中由阴转阳的关键点，由于少阳头痛属于阴阳枢机不利，因此在一天子时这个由阴转阳的时候，阴阳枢机不利的症状更容易显现出来或者加剧。另一个常见的发作或加剧的时间段就是清晨，清晨是一天中少阳所主的时间段，因此，少阳枢机不利的症状在此时常常会更加明显化。少阳头痛可服用小柴胡汤，在发作时，建议用传统汤剂，未发作时，建议坚持服用丸剂或者片剂。坚持一段时间后，发作次数可以明显减少，长期不发作也应坚持服用1个月，以期断根。

（二）感冒发热的治疗剂

适合使用小柴胡汤的感冒，常有发热症状。有些患者并不一定会表现出非常明显的发热与寒战怕冷交替出现的这种非常典型的少阳枢机不利的症状，有些患者会表现为发热忽高忽低，或者是发热退热交替出现，夜晚出现发热，等到清晨，稍微出了些汗，热退了，以为病好了，到了下午又发热了；还有一些甚至不出现发热退热交替出现，只是出现发热，汗出后热仍不退。机体体温升高实际上表明人体的正气正在和邪气做斗争，这时需要调动人体内部的能量，也就是抗病的正气，将邪气从体表祛除出人体。当少阳枢机不利的时候，正气由体内（阴）向体表（阳）调动的通路不够顺畅，导致人体对病邪抵抗力持续不济，正气抗邪时断时续，邪气不能长驱直入，正气也不能一时祛邪外出，所以就表现为正气调动起来时会发热汗出，但由于正气由里出表不够顺畅，一次无法将邪气通过发汗的方法彻底祛除出体外，所以汗出后病情依旧有反复，因此治疗的关键就在于疏通人体少阳。可用小柴胡汤来治疗这种感冒，建议服用颗粒剂，开始可用2~3袋用热水冲服后，让患者盖好被子，卧床休息，待汗出透后，及时更换湿衣，感冒就会好得差不多了，一般可坚持服用1~2日。少阳枢机不利的感冒发热，常常容易出现在忽冷忽热的初春。就像我们前面所说的，自然界初春时枢机不利，也必然也会导致人体少阳枢机不利，这时候如果再不注意保暖，感受了外在的风寒邪气，就很容易出现感冒发热。此外，有些人一感冒发热就就诊于西医，在使用西药消炎药数周后，感冒不愈，还会出现发热、微汗、咳嗽等少阳枢机不利的症状，此时服用小柴胡颗粒也是有效的。

（三）少阳胆经经气不畅的疏理剂

少阳胆经的循行路线与头侧的耳、颈侧的甲状腺、身侧的乳房、胸胁部位、下部的腹股沟等部位有着密切的联系。同时，它还进入人体腹腔，与肝、胆等脏器相连，所以少阳枢机不利时，这些部位会出现郁结的症状，一些有害无用的物质在这些部位会发生蓄积，可能导致中耳炎、鼓膜炎、甲状腺肿、甲状腺瘤、甲状腺功能亢进、乳腺炎、胆囊炎、胆结石、肝炎等疾病。这些疾病只要出现了少阳枢机不利的典型症状如寒热往来、口苦、胸胁疼痛等，都可以运用小柴胡汤进行辅助治疗。

此外，常常会有这样一种情况，一些人通过检查证实并没有任何疾病，但又自诉有明显的胸痛胸闷，右侧胸胁以及剑突部位疼痛等症状。可以发现，这些"主观"症状所在的部位主要是胆经循行的部位，因此，这些人往往存在着少阳经气不畅的病理变化。中医理论认为："不通则通"，少阳枢机不利，经气运行不畅，可以造成局部压力升高而出现疼痛。这种情况也可以用小柴胡汤来调治。

有趣的是，人体中，几乎所有的大的淋巴结都分布在人体的身侧少阳经循行经过的地方，如耳侧、颈部、腋下、腹股沟等。淋巴结是人体重要的免疫器官，是机体接受致病细菌、病毒、病原微生物、癌细胞等刺激后，调动人体免疫机能的重要组织。当机体受到致病因素侵袭后，信息传递给淋巴结，淋巴细胞会产生淋巴因子和抗体，有效地杀伤致病因子。这就像中医所说的通过少阳枢机调动人体的阳气、正气去抵抗病邪。正常的淋巴结是蚕豆大小，没有压痛的，但当身体某一部位发生感染，细菌随淋巴液经过淋巴结时，可相应地引起淋巴结群的肿大和疼痛。也就是在少阳经循行经过的耳侧、颈部、腋下、腹股沟等部位出现肿块，这时少阳枢机运行不畅，也可以服用小柴胡汤来进行调治。

一般老百姓都知道，经常不吃早餐容易得胆结石。现代社会都市生活节奏快，夜生活丰富，不少上班族由于起床太晚，干脆不吃早餐，因此胆结石的患病率也越来越高。我们可以想一想，一夜睡醒，体内储存的能量已被消耗殆尽，这时极需要补充能量和营养。早上又是一天的少阳之时，如果不吃早餐，少阳生气不足，饥肠辘辘地开始一天的工作，久而久之，就会引起少阳枢机不利，导致胆汁分泌排泄不顺畅，郁结于胆囊中，日久结成沙石。所以针对由于经常不吃早餐而引起的胆结石，小柴胡汤显然也是一个不错的选择。

（四）慢性咳嗽的止咳药

慢性久咳多见于气管炎、百日咳、肋膜炎、支气管炎、肺结核等疾病。一般适合用小柴胡汤治疗的慢性咳嗽除了有典型的少阳枢机不利的症状外，还常见有以下几种情况：一是老年人或体质虚弱人的慢性久咳。由于老年人、体虚之人的体表阳气、正气不足，导致病邪留恋于体表，影响到与体表直接相通的肺脏功能，从而出现咳嗽、气喘，慢性迁延不愈。这时可以通过用小柴胡汤，调动人体的少阳枢机，将正气运转至体表、肺部以祛邪止咳。二是肺结核患者的慢性咳嗽。肺结核患者可以出现明显的潮热，常在每天下午定时发烧，夜间热退。这种明显的周期性的发热也符合少阳枢机不利的寒热往来的特点，所以可以用小柴胡汤，调动人体生机，很多中医名家都把小柴胡汤作为治疗肺痨咳嗽的良剂。

还有一种情况的慢性咳嗽，也可以用小柴胡汤进行治疗。这种慢性咳嗽常发生或加剧在夜间子丑时辰，也就是夜间11点到凌晨3点左右，这种咳嗽也可以用小柴胡汤来进行治疗。因为子丑时是一天当中由阴转阳的时间，此时若机体由阴转阳的少阳枢机不利，就会导致胸中气行不畅，从而出现胸闷、咳嗽等症状。使用小柴胡汤则可以帮助机体枢机顺畅地由阴转阳，并达到止咳的效果。

（五）肿瘤术后调理剂

小柴胡汤能调整少阳枢机，调动人体的阳气、正气去抵抗病邪，也就是说能调动人体的免疫机能。大量的研究证实，小柴胡汤可以通过调动人体的免疫机能，发挥抗癌的作用。日本的汉方学家对运用小柴胡汤治疗癌症进行了大量的探索，并有一些治愈癌症的报道。由于小柴胡汤可以调动人体的免疫机能，因此，对于一些肿瘤患者经过手术、放化疗后或者肿瘤切除术后由于免疫功能紊乱或低下，出现低热、出虚汗、白细胞计数降低等症状，可以选用小柴胡汤进行调理。

（六）精神抑郁的调理剂

小柴胡汤还可以用来调整人体的精神情绪，特别是针对一些机体缺乏生机而出现的精神抑郁状态具有较好的调理作用。在现实生活中，常有一些人表现出情绪低落，对任何事情都没有兴趣，什么事情都懒得做，整个人没有活力，针对这些人可以用小柴胡汤来调动机体的少阳生机。

☯ 防风通圣散

有句俗语说："有病没病，防风通圣。"说的就是这个防风通圣散。这也说明防风通圣治病防病的功效可谓是深入人心。当然防风通圣散并没有想象的那么神，它主要是用来排除我们身体内积蓄的一些致病邪气，防止病邪危害。尤其是我们身体经过冬季，这一自然界封藏积蓄的季节，好的坏的都攒了不少，到春天了，我们就很有必要将体内积蓄的病邪祛除，防"病"于未然。

防风通圣散（《宣明论方》）

防风、荆芥、连翘、麻黄、薄荷、川芎、当归、炒白芍、白术、山栀子、酒大黄、芒硝、石膏、黄芩、桔梗、甘草、滑石

功效：疏风解表、泻热通便

功效原理

　　严寒为冬令之气，冬天是自然界封藏之时，动物冬眠，植物生根，地面的热量也蕴藏于地下，所以地下水在冬天是温暖的。"冬伤于寒"，其实是冬时闭藏之令太过而感受了寒邪。寒邪具有收缩的特性，类似于自然界中热胀冷缩的特性，这时人体体表的皮肤毛孔间隙就会收闭太过。人身八万四千毛孔都是气，也就是能量出入的通道，这时通道收闭太过，能量无法正常宣散，必然在内郁结；能量过多地郁闭在内，就会暗生内热。这种郁热积聚到一定程度，在春回大地，气候转暖之时，又加上外感春天的温热之气，或是由于突然的暴怒等，都会自内向外暴发而成温病，患者常出现口渴、发热但不畏寒等症状。这类温病在治疗时，由于其内热积蓄时间较久，如果只是用一些发汗的药物，使得郁热仅仅只是从体表排出的话，则会导致突然热势高涨，患者无法耐受。这就好比是一个充气口袋在不断地膨胀中，你只给它扎个针眼漏气，这个出气口就有可能受不了压力而出现炸裂。所以除了使热从体表排出外，还得用一些寒凉之品，使热自内而消，从下而解。也就是表里内外同时开放，宣清郁热，这种治法是以"通"去"闭"，与《黄帝内经》所说的"冬伤于寒，春必病温"的温病是由于闭藏太过而引起的病理机制相符。

　　防风通圣散为春天里的良药，民间流传甚广，应用非常普遍。人们多在冬春之季服用该药，以消散寒冬之时蓄积在体内的毒物，达到预防和治疗疾病的目的。很多比较传统的家庭更是每到立春时节，全家都要服用几剂"防风通圣散"来预防春天的温热病。该方针对因受寒冬闭藏之令太过而得的温病，采用解表、清热、攻下三法，通表里内外，祛除郁热，以"通"立法，故命名为"通圣"。

　　除了感受冬季闭藏之令或者说寒气太过，引起能量内郁，暗生内热以外，在平时，只要我们生活起居失常，都会导致机体无法将体内有害的物质排出体外，进而在体内蓄积，久而久之形成热邪内郁的状态。这种情况都可以运用防风通圣散分别从人体的表、里、上、下进行宣通以祛除郁热。

方解

防风通圣散是如何实现这样一个"通圣"的作用呢？也就是说如何将人体内蓄积的郁热散通出去的呢？防风通圣散中的防风、麻黄这两味是解表药，顾名思义，就是使得郁热从皮肤由汗而泄，由体表而解；荆芥、薄荷这两味药是用来清人体上部郁热的，使郁热自上由鼻窍宣泄；酒大黄、芒硝这两味药是通下药，使郁热自下由肠胃而泄；滑石、山栀子可以使风热自下由溺窍而泄。石膏、桔梗、连翘、黄芩，主要用来清脏腑内部郁热，由此可见，这个方是从四面八方清泄积蓄在体内的热毒，不愧为"通圣"。此外，用川芎、当归、炒白芍来和血养血，白术、甘草以健脾益气，补养人体气血，也防止这种从上下内外清人体郁热邪气的攻邪方法对人体正常气血造成损伤。

运用

目前市场上有售的防风通圣散主要有散剂与丸济两种，口服，一次6克，每日2次。值得注意的是，刚开始服用本药的时候，很多人会出现大便次数增加的现象。

一般而言，适合用防风通圣散的人群往往有以下一些特点：素来体质壮实或者形体肥胖，腹胀腹满，口苦咽干，人体体表上下通道有闭塞或不通畅之状，如汗少、易生痤疮、习惯性便秘、女性有闭经或是月经常推迟或月经量少等。

（一）立春后调理剂

春天是各类疾病多发的季节，不仅流行病猖獗，而且如果不注意保养，一些慢性病也容易复发，所以，春天也常被人戏称为"多病之春"。经过了严冬以后，为了防止春天出现身体不适，可以在立春之后，服用2~3天防风通圣散，将蓄积了一个秋冬的，对人体有害的物质祛除干净，以免在春天万物生发之时，引发体内的郁热，从而有助于人们安全健康地度过春天。

（二）代谢综合征的辅助治疗剂

在现代生活中，由于过量进食和体力活动减少的生活方式非常普遍，因此，代谢综合征的发病率迅速增多。所谓代谢综合征包括有高血糖、高血压、高血脂、中心性肥胖等，严重地危害了人们的健康甚至生命。很多患有代谢综合征的朋友都总结说："这一身毛病，归根结底，就是吃得太好，动得太少！"现代人工作繁忙应酬多，而且很多是所谓的"肉食动物"，长期不健康的生活方式，导致啤酒肚、肥胖的出现，更是引起血糖、血压、血脂齐齐升高。从中医学的角度来认识，这种代谢综合征就是人们蓄积的能量与物质过多，而消耗的能量和物质过少。这些多余的能量与物质对于人体来说已经属于负担，这时如果服用一段时间的防风通圣散，就能有助于将多余能量与物质排出体外，缓解高血糖、高血压、高血脂、中心性肥胖的状况。但是，防风通圣散并不能从根本上杜绝代谢综合征的发生，所以，改变生活方式是根本的方法，增加体育锻炼，防止进食过度，才能在真正意义上防止多余的能量与物质在体内蓄积。

（三）皮肤病的治疗剂

人体体表间隙毛孔疏通不够，可以引发各种皮肤问题，出现痤疮、风团、红斑疱疹以及癣等。防风通圣散是以"通"治"闭"，因此，针对这种毛孔疏通不够的"闭"证，自然可以应用防风通圣散进行治疗。适合应用防风通圣散的皮肤病有什么样的特点呢？这种皮肤病常常表现为皮肤增厚、纹理粗糙，时时瘙痒，面部皮肤还经常表现为容易出油，此外，患者还常伴有大便秘结等情况。

（四）妇女月经闭阻的疏通剂

体内多余能量与物质的蓄积还可以导致妇女经道不够通畅，出现闭经、月经量减少，甚至不孕等。这类妇女的特点一般是比较肥胖或肌肉丰厚，下腹膨满，或出现胀痛，大便常常秘结。

（五）习惯性便秘的调节剂

对于人体消化道出现闭塞而导致的习惯性便秘，也可以使用防风通圣散以"通"治"闭"。这种便秘患者的特点一般是体质比较壮实，食欲较佳，常腹胀腹满。

（六）绿色减肥药

防风通圣散常被称为"绿色减肥药"。日本人在临床上证实它确实有一定的减肥功效，并且把它作为安全的减肥产品在市场上推广。由于防风通圣散能将体内蓄积的对人体无用或者有害的物质与能量，从人体表里上下祛除出去，所以对于营养过剩型，体质壮实的肥胖人群确实有很好的减肥效果。这类肥胖人群的特点一般是比较怕热，容易出汗，稍稍运动或劳动就喊累。对于伴有高血压、高血脂的肥胖患者，防风通圣散还能同时具有降压、降脂的作用。为什么说防风通圣散是"绿色减肥药"呢？因为它不会出现很多减肥药带来的食欲下降、营养不良、厌食等副作用。在防风通圣散中使用了川芎、当归等来补养人体气血，又运用白术去调理人体的脾胃功能，所以它是比较安全的。防风通圣散作为减肥药来使用，往往以2~3个月为一疗程。

☯ 乌鸡白凤丸

在中国，基本上每个成年女性都知道乌鸡白凤丸，它是著名的妇科圣药，百年验方。在电视剧《大宅门》中就提到了乌鸡白凤丸，用它来为宫里的妃嫔们调经养颜。可实际上，它真的不仅仅是妇科药那么简单。整个方立足于温补，能够振奋我们的生机，使我们的机体处在生意盎然，春暖花开的春季。

乌鸡白凤丸（《济阴纲目》）

乌鸡（去毛、爪、肠）、人参、黄芪、山药、熟地黄、当归、白芍、川芎、丹参、鹿角霜、鹿角胶、鳖甲（制）、生地黄、天冬、香附（醋炙）、银柴胡、芡实（炒）、桑螵蛸、牡蛎（煅）、甘草、青蒿

功效：补气养血、调经止带

功效原理

中医学秉承天人相应理论，认为人与自然界按同一规律"运行"。自然界每一年都有四季更替，人体内的脏腑系统也类同于自然界的季节，其中肾相当于自然界的冬季，是一个主封藏的体系，就类同于自然界冬季动物冬眠，植物生根。肝是相当于自然界的春季，《黄帝内经》经文说明了"肝旺于春"的理论。

春天是万物生发之时，秋收冬藏之能量在这个时候就要开始显示出它的活力来了。春天天地俱生，万物以荣，一片欣欣向荣、生趣盎然的样子，动物从冬眠中苏醒过来，植物要抽芽生叶。而自然界中冬季向春季得以顺利过渡，要有两个方面的保证：一是在冬天储备的物质能量要充足；二是春天的温暖气流。人体要适应自然界冬春交替或是使得体内的"冬""春"系统有序和谐，则一方面需要肝肾贮备的精血要充沛，而另一方面则需要温暖的作用，也就是要有温肝的措施。

春季和生殖能力关系密切，所以中国古代文学中的"思春""怀春"等词汇确实是有依据的。春天实在是太适合万物滋长了，包括了身体里的性激素，也在春的刺激下悄悄地嚣张了起来。就人体而言，人的生殖机能也和人体内的春天系统——肝关系密切。所以要保证人体的生殖系统功能正常，就必须调节肝系统。

方解

乌鸡白凤丸是根据《黄帝内经》"肝旺于春"的理论而设立的古代名方，用于调整人体内"主春"的肝系统。本方的主药是乌鸡，过去

乌鸡很珍贵，故只用于宫廷。如今养殖技术的提高，使得乌鸡在老百姓中广为使用。李时珍在《本草纲目》中记载："乌骨鸡，有白毛乌骨者，黑毛乌骨者、斑毛乌骨者，有骨肉皆乌者、肉白乌骨者，但观鸡舌黑者，则骨肉俱乌、入药更良。"由此可见中医药学在判定乌骨鸡药用价值上提出了"但观鸡舌黑者，则肉骨俱黑，入药更良"的方法，也就是说，骨色和肉色均为黑色的乌鸡是上佳之品，这也突出强调了属木的乌鸡是否能兼得"水气"是其药用价值高低的关键。鸡在五更时鸣叫，这时太阳在东方（东方属木），所以古人认为鸡属木（春天、肝也是属木）；同时，由于乌鸡的皮、肉、骨均为黑色，黑色在五行中属水（冬天、肾也是属于水），因此古人认为乌鸡得到了水、木之精气，有利于肝肾两脏，且有利于人体由冬季向春季的顺利交替。

乌鸡白凤丸中熟地黄、当归、白芍、川芎、丹参可以养血活血，人参、黄芪、山药、芡实用来益气，鹿角胶、桑螵蛸可以补肝肾之阳，益精血，益肾助阳；而鳖甲、牡蛎、生地黄、天冬、银柴胡、青蒿则用来滋养肝肾之阴。整个方剂有补益气血，调补肝肾的功效。此外，整个方剂从主药乌鸡到鹿角胶、鳖甲都是动物药，属于中医所说的血肉有情之品，比一般植物药具有更强的补益之力。乌鸡白凤丸整个药性偏温，也与自然界春暖花开的春季特性相符。

运用

目前市场上有售的乌鸡白凤丸成药主要有水蜜丸、小蜜丸和大蜜丸3种，口服，水蜜丸一次6克，小蜜丸一次9克，大蜜丸一次1丸，每日2次。服用时间长短与治疗的疾病种类有关。

适合用乌鸡白凤丸的人群，一般有以下特点：体力不足，容易腰酸腿软，身体虚弱，面色较白或黄，光泽不够，妇女还常有月经不调等症状。

（一）男女生殖系统疾病的良药

春季和生殖关系密切，所以男女生殖系统功能的调整与激发也与人体内的"春"系统——肝密切相关。中医肾主生殖的理论更是深入民心，所以人体生殖系统功能是否正常常常取决于肝肾功能是否健旺。而乌鸡白凤丸具有明显的补益肝肾的作用，因此对激发和调整男女生殖功能具有很好的作用，广泛地用于男女生殖系统疾病的防治。

1. 妇科名方

中医理论认为妇女"以血为本""以肝为先天"，乌鸡白凤丸具有气血并补、肝肾同调的功效，又以养血补肝为主，因而符合妇女的生理特点。乌鸡白凤丸擅长调治各种妇科疾病，成为家喻户晓的妇科调补名方。

乌鸡白凤丸可以用来治疗功能失调性子宫出血（表现为月经量多，时间延长或月经规律紊乱等），产后恶露不尽及手术后出血（如人工流产术、上环术、取环术后出血等）等多种妇科病。适合用乌鸡白凤丸的月经不调的女性患者，一般特点是月经血色较淡，人容易疲倦乏力，还容易出现腰酸。有些女性月经量较多或生理性失血较多，也可适当服用乌鸡白凤丸来进行调理。另外，有些女性的白带量较多，也可用乌鸡白凤丸调理，但只适用于体质虚弱，白带色白，清稀量多，没有什么异味的女性。对于有细菌、病毒感染而出现白带色泽异常，如变黄发黑等，或是有明显异味，如腥臭味的女性，乌鸡白凤丸的效果则不理想。女性在服用乌鸡白凤丸时要避免经期用药，如果用于调经，建议在每次月经结束开始吃乌鸡白凤丸，吃到下次来月经前算一个周期，连续吃三个周期。

人工流产术对女性生殖系统的健康影响很大，常会引起肝肾等生殖系统受损，使机体气血两虚；多次人工流产术还容易引起习惯性流产。对人工流产术后的调理，乌鸡白凤丸是一个明智的选择。由于流产过程中所承受的身体上的痛苦和精神压力以及手术过程和术后的出血，往往导致人工流产术后的女性身体比较虚弱，常常表现出面色苍白、疲乏无力等气血不足的状态，这非常适合服用乌鸡白凤丸，当然也最好是术后出血停止后开始服用。一些屡经手术，导致生殖系统功能严重受损，出现怀孕数月就自动流产的女性，也都可以用鸡汤送服乌鸡白凤丸，早晚各一次。

2. 男士也可以服用乌鸡白凤丸

前列腺是男性特有的器官，属于生殖系统。男性到了中年以后，前列腺中叶变得肥大，前列腺增生、慢性前列腺炎等是中老年男性的多发病。男性患者常常会出现尿频、尿急、夜尿多、尿流细、排尿中断，或排尿困难等症状。这种情况一样可以使用乌鸡白凤丸，因为男性生殖系统功能也是由肝肾调控的，补肝肾、益气血的乌鸡白凤丸显然也是对证的。但一般适用乌鸡白凤丸的男性多以老年、病程较长、体质较弱（肝肾功能较弱）的为主。

3. 男女生殖功能的调节剂

自然界的春天是一个生机益然的季节，春天与生殖关系密切，所以男性和女性出现性欲下降，男性出现阳痿、早泄或不育症等，说明机体内的"春"系统出现了问题，这时服用乌鸡白凤丸也会有效。

（二）女性美颜品

春天是一年当中最美丽的季节，所以人体内的"春"系统正常的话，人体颜面色泽也显得很美丽。乌鸡白凤丸可以用于改善气血不足引起的面部暗黄、枯黄、色斑沉着等情况。大家看过电视连续剧《大宅门》中就有宫中贵妃们用乌鸡白凤丸来调经养颜的情节，而且白家的白凤丸被指定为宫廷御用的品牌。其实乌鸡运用于女性美容的历史可以追溯得更早，大家熟悉的《大明宫词》中武则天的女儿太平公主，就运用乌鸡美容。据说她所用的面膜，就是用农历三月三采的桃花，阴干后研成细末；到七月初再取乌骨鸡的血，与桃花末调和成糊状使用。运用一段时间后可以出现"面白脱如雪，身光白如素"的效果。顺便提一句，自然界中桃花的盛开意味着春天的来临，所以运用桃花也可以调理人体内的"春"系统——肝。

（三）慢性肝炎、肝功能损伤的辅助治疗剂

虽然中医所讲的肝与现代医学所说的肝脏并不是一回事，但现代医学肝脏很大一部分功能确实包含在中医的肝系统当中。虽然乌鸡白凤丸是中医补肝肾的名方，但临床上也证实它对西医所说的一些肝脏疾病如慢性肝炎等有很好的治疗作用。尤其是对肝功能损伤具有很好的疗效，能明显降低血清转氨酶。但使用周期较长，常常需要使用3~6个月。

（四）克服春困状态的春季保健剂

大地回春，万物复苏，春暖花开，鸟语花香，春天常常给人清新、鲜艳、充满活力和生机的感觉。可是在这样一片欣欣向荣的环境中，许多人却出现精神委顿、呵欠连连、困倦乏力、整个人懒洋洋、软绵绵的，怎么也提不起精神，甚至出现昏昏欲睡的状态，这就是民间所说的"春困"。这种"春困"并不是由于人们睡眠时间不足或睡眠质量较差所引起，而是人的机体不能很快适应外界环境变化而出现了一种生理现象。也就是说自然界已经由主封藏的冬季变成了主生机、主动的春季，但我们人体还没有顺利完成由冬的"静"向春的"动"的过渡。人体的"冬""春"就是我们体内的肝肾二脏，乌鸡白凤丸深得水、木之精气，能补益肝肾二脏精血，所以它有助于克服"春困"症状。无论男女，在初春时候，都可以考虑短时间、小剂量地服用乌鸡白凤丸，这样能帮助机体顺利完成由冬向春的过渡，避免出现"春困"，以免上班的时候呵欠连连，挨老板或领导的责骂。

对于一些老年人，由于他们本身的生机已不如年轻人旺盛，肝肾精血也不够充足，身体对环境变化的反应也不如年轻人敏捷了，因此，在春天的时候，他们很容易感到精神萎靡，身体倦怠，甚至引发身体内原有的一些慢性病复发，所以对于这样一些老年人，可以在冬末春初的时候服用一段时间的乌鸡白凤丸以调理生机。

（五）慢性疲劳综合征的辅助治疗剂

现代生活工作的快节奏不可避免地会给人们带来生理、心理上的疲劳，我们经常可以听到同事、朋友，甚至是小孩抱怨说："我实在是太累了！"所以这种疲劳感也越来越引起人们的重视。近年来，出现了一个"时髦"的病叫"慢性疲劳综合征"，所谓的慢性疲劳综合征一般是指患者有长期（连续6个月以上）原因不明的强烈疲劳感或身体不适，这种疲劳并非由于劳累所引起，也不会通过休息或睡眠得以恢复；此外，还表现为努力工作或进行体力活动之后出现的疲劳不适感可以持续在24小时以上。长期下来，患者还有体力低下、思考力下降、注意力不易集中、精神抑郁、失眠等表现。慢性疲劳综合征已经被西医学认为是最难攻克的课题之一，这一病证常常出现在事业上需要奋发向上的中青年，或是高考备考的学生人群中，尤以女性多见。《黄帝内经》认为"肝者，罢极之本"，"罢"字，读音为pí，是疲劳的"疲"的通借字，所以，这个理论认为肝是人体耐受疲困的主要脏腑。慢性疲劳综合征并非是由于过度劳累而引起的疲乏，它的关键是在于人体耐受疲乏的能力下降，属于中医所说的肝精血不足，功能减退的病理变化。值得注意的是，慢性疲劳综合征的好发人群多是承受压力过大的人群，特别是上有老，下有小，承受社会家庭压力最大的中青年。由于压力过大，人的斗志也容易被消磨，因而整个人就会缺乏勃勃生机，人体掌管春天活力系统的肝也必然会受到影响。此外，好发人群中以女性居多。中医认为女性以血为用，以肝为先天，肝本身藏血。女性一生的经、孕、产、乳生理活动都需要耗血，也很容易出现肝血不足。从好发人群的特点分析，我们就可以了解到，慢性疲劳综合征实际上与中医所述的肝血不足，耐受疲劳能力下降，人体生机不旺有关。乌鸡白凤丸显然有助于补养人体肝血，调动人体生机，有助于改善和治疗慢性疲劳综合征的症状。

🔯 生脉饮

中医理论认为心主血脉。生脉饮，一听这名字，就知道它与心功能调节有密切关系。中医理论认为心气通于夏，它与夏季一样同属于五行的"火"行，二者之间存在冥冥之中的神秘联系。夏季温热的气候，使得自然界才有夏花灿烂的美景，但过于炎热的话，对生命来说又是一种灾难。所以我们人体内心的功能也是如此，既要保持功能旺盛，可又不能机能亢盛，它要处于适度范围内。而生脉饮就是去完成这样一个过程，使我们的心功能处于"增之一分则太强，减之一分则太弱"的状态。

生脉饮（《内外伤辨惑论》）

人参、麦冬、五味子

功效：益气复脉、养阴生津、敛阴止汗

 功效原理

《素问·阴阳应象大论》说："壮火之气衰，少火之气壮。壮火食气，气食少火；壮火散气，少火生气。"所谓壮火就是过亢的、不正常的火或不正常的能量；少火就是指正常的火，也就是阳气。这句话的意思就是说正常的火或阳气能有助于我们充实能量，维持机体的生机。少火可以使我们一年四季都能手脚温暖，脏腑都能从容和缓协调地运作，从而正常地产生气血等物质；而异常过亢的火却能耗散机体的能量，损伤机体的生机。比如人在发高烧后会感觉虚弱，就是"壮火食气"的结果。

因此，无论是养生还是治病，我们都应该使自己的身体最好处在少火的状态，而不要处在壮火的状态，也就是说不要让我们身体的阳气"累"坏了。那我们如何判断自己的身体是处于少火状态还是壮火状态呢？一般而言，少火使你的身体机能维持着适度的机能活动状态，而壮火却是使你的身体机能处于一种病理性的亢奋当中。譬如你感觉到手脚一年四季都温暖（少火），但却不会觉得手心脚心热烘烘地不舒服（壮火）；譬如你吃饭有胃口（少火），但不会总是感觉很饿，饭量比平常明显增加（壮火）；譬如人体正常的性欲需求（少火），而不是过亢的性欲（壮火）等。

壮火——人体过亢的机能状态，是如何食气、散气的呢？一方面，过亢的机能状态，肯定需要消耗更多的物质和能量，也就是气，这就是"壮火食气"。比如，人在发高烧的时候，整个体温都升高，此时身体需要消耗更多的物质或能量，去升高体温，所以持续高热后，患者常常会有虚弱无力的气虚的感觉；另一方面，壮火常常以一种明显有别于正常的亢奋状态表现于外，因此它还有使机体能量浮散出去的特点，类似于自然界中夏季阳热浮散太过而出现过度炎热的壮火，这就是"壮火散气"。

煲煮过中药的朋友都知道，补药要用文火慢煎，而用于攻邪的中药常常用武火急煎，这也体现了"少火生气、壮火食气"的理论。此外，在传统气功修炼时，练气时常讲究呼吸微弱调匀，下吸时若有若无，止于丹田（肚脐正下方三拇指宽距离处）；呼吸和缓则阳气温和，好像用文火慢烧一样，这有助于培养真气，使气聚于丹田，旺盛人体的生机，这就是"少火生气"。但是有些初学者在练气时确实很容易出现呼吸过于用力，意念太重，过于刻意地将气聚于丹田，这样反而会导致丹田热烫，口干舌燥，疲乏，这又变成了典型的"壮火食气"。

方解

生脉饮是金元时期名医李东垣根据"少火生气，壮火食气"理论而设立的名方。它可以防治机体出现壮火的病理状态，并维持机体处于"少火生气"的正常机能状态。

生脉饮由人参、麦冬、五味子三味药物组成。人参是家喻户晓的补气药，可以用来补充壮火消耗的能量；麦冬质地柔软、多汁，有助于补充壮火所消耗的物质和阴液；五味子这味药，挂在树上红彤彤的，深得夏季火辣辣的精髓，虽说五味俱全，可突出的是其酸味。酸味具有收敛的功效，而且从五味子的形态来看，它颗粒很小，表面干瘪、皱缩，果肉常紧贴种子上，这些都充分说明它收敛的作用非常强大，能将夏季的火辣精髓收敛好，防止壮火对能量的过度耗散。五味子有助于收敛全身的物质与能量，尤其是对最易浮散的心（人体内的夏季）气具有很好的收敛作用。所以古书上记载在农历五月的夏季，应常服五味子，可以防治夏月季夏之间，由于过度炎热，人们出现的困乏无力，无气以动的病理状态。

夏季是地球将头一年秋冬季贮藏在地下的能量、阳气散发等最彻

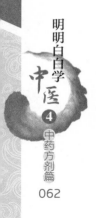

底的时候，所以这时候能量、阳气浮散在地面之上，气候炎热，但是我们知道能量对于生命是宝贵的，所以在夏季这个地球释放能量的时候，就要防止释放得太过。如果释放得太过，天气就会过度炎热，地球就会失去正常的能量的贮备，慢慢地球上煤炭、石油能量贮备就会下降、土壤中的肥料也越来越不够了，这样地球上的生物的生存就受到影响。所以夏天能量、阳气要释放，但是还要谨防能量、阳气释放太过。无论是自然界的夏天的能量释放太过，还是我们人体内的夏季系统——心气浮散太过的时候，怎么调治呢？《黄帝内经》告诉我们，要"急食酸以收之"，这也就是为什么农历五月的夏季，应常服五味子的原因，也是生脉饮中需要使用五味子的缘由。

运用

目前市场有售的生脉饮主要有两种：一种由人参、麦冬、五味子组成，另一种由党参、麦冬、五味子组成。后者较为常用，一来党参药价便宜，二来党参补性平和。但对于气虚，倦怠乏力较为明显的，建议还是使用第一种。一般每支装10毫升，口服，一次10毫升，每日3次。可根据自己服用后感受，适当增加日服量，甚至可以每日服用4~5支。

生脉饮适用人群一般有以下一些特点：体质较弱，体形较消瘦，肌肉往往瘦削无力，容易疲劳，怕热，怕过夏天，夏天汗出较多，容易胸闷，常感到呼吸不够气。

（一）抗暑佳品

中医学认为天人相应，自然界对人体影响很大。在自然界，少火譬如春天的温暖，壮火好似夏季的暑热。当夏季气温过高，自然界的阳热浮散太过时，就容易出现壮火之态；这时人受到自然界的影响，阳气浮散外泄太过，汗孔过度开张，汗出较多，能量释放过度；人体由于能量消耗过度则很容易出现疲乏、四肢无力等能量低下的气虚状态，这也就是《黄帝内经》中所说的"壮火散气"的情形。特别是现在，整个地球温度变暖，很多地方到了夏天常常出现持续高温炎热的气候，一般人难以忍受，这时服用生脉饮，则有助于提高人体抵抗自然界"壮火"的能力。一般服用了一段时间的生脉饮后，同等气温条件下，机体会感到没有以往那么炎热，也就是说会使人耐暑热的能力变强。夏天，人们为了对抗高温天气，散热性出汗会增多，如果出汗太过，则常常会出现口渴、疲乏、气短懒言、语声无力等症状，而服用生脉饮则可以补充人们出汗所消耗的体液与能量，提高人体对温度的耐受力并且可以提升体力，从而改善这些状况，并有效地预防中暑的发生。生脉饮就好像是我们人体可以随身携带的一部天然空调一样，我们可以把它当作一款消暑茶饮在炎热的夏季时时服用。

（二）心肺机能的强化剂

在中医理论中，人体的心与自然界的夏季同属于五行中的火，也就是说，在中医看来，心就是人体内的夏季，所以也容易出现"壮火食气"，如心功能低下或耗竭的病理状态。大量的研究证实，生脉饮能明显减缓心率，改善心功能，因此，生脉饮临床上常用于辅助治疗冠心病、心律失常、慢性心力衰竭、心源性哮喘、心肌病、病毒性心肌炎、肺心病、克山病、心绞痛、休克等心脑血管疾病出现的胸闷、咳嗽、心慌、倦怠、乏力等。

心肺功能关系密切，生脉饮对肺功能也有明显的改善作用。在做剧烈运动时，如参加运动会或去健身房锻炼前都可以服用一支生脉饮，以提高耐力。

此外，某些职业从业者也可经常服用一些生脉饮，比如运动员、水下作业人员、重体力劳动者等，因为这些职业常要求从业者具有强有力的心肺功能。

（三）对抗高原反应的良品

去西藏旅游可能是很多朋友的梦想，可是西藏的高原反应却常常让人望而生畏。高原反应实际上就是身体由于无法适应因海拔高度而造成的气压差、含氧量少的环境的变化，人体会出现胸闷、胸痛、心慌、气短、倦怠、乏力等症状。如果坚持服用一段时间的生脉饮，使机体的心肺功能得到增强，相信你就能很好地避免出现高原反应或严重的高原反应，从而安全地畅游梦想中的天堂——西藏了。

（四）退热后的调理剂

对于持续高热，退热病愈后出现的虚弱无力、口渴等，服用几日的生脉饮就可以提高体能，增强体力。

（五）更年期综合征的调理剂

有些妇女进入更年期后，会表现出经常性的脸红、面部烘热，发汗、心慌、失眠、头晕乏力等，甚至每天出现10余次。这些症状也是由于机体机能代谢过于旺盛的"壮火"所致，心慌、心跳加快、失眠是心功能减退的表现，而头晕、乏力是壮火耗气出现气虚的表现，这种类型的更年期综合征患者服用生脉饮，显然是非常对证的。

（六）抗衰老剂

台湾名医张步桃先生把生脉饮称作抗衰老方。自然界中春夏季是地球释放能量的时候，尤其夏天是能量释放最多的时候，而秋冬季则是地球贮藏能量的时候。热能对于生命而言至关重要，所以在夏季不要过度释放能量是保证地球生机的重要环节。就人体而言，也是如此。尽可能地有效地利用阳气，但不要过度地耗散阳气，是机体长寿的关键。生脉饮能防止阳气能量的耗散，显然有助于保养人体生命的根本——阳气，自然也就有抗衰老与延长寿命的作用了。所以，坚持在每年夏季服用生脉饮，将有助于保养生命。

藿香正气散

藿香正气散也是属于中国人耳熟能详的药品。一到夏天，很多单位派发给员工的防暑降温药品就准少不了它的身影。夏天人们如出现恶心、呕吐、腹泻等消化系统症状，首先就是捏着鼻子，灌一瓶藿香正气水下去。它不仅可以祛除暑气，还能化除夏季的湿气，真可谓是消夏良品。

藿香正气散（《太平惠民和剂局方》）

藿香、白芷、紫苏、茯苓、半夏曲、白术、厚朴、桔梗、生姜、大枣、炙甘草、陈皮

功效：解表化湿、理气和中

❖ 功效原理

中医认为湿邪是一种致病邪气，稍微了解中医的朋友都知道，中医在很大程度上是依赖着中国古代的五行学说，这种一分为五的分类思想，来认识自然界及人体的，将世界上万事万物包括人体分成五大类物质或功能。其中自然界中的湿、长夏季、方位中的中央、人体的脾胃都是属于同一类的，也就是五行当中的"土"这一行。

"湿"到底是什么呢？我们日常生活中说的湿度，指的就是空气中的水汽含量和潮湿程度，由此来见"湿"就是水。但是湿和一般的水还有区别，我们在日常生活当中衣服洗完以后，经过洗衣机甩干后，我们没有办法从衣服上拧出水来，但我们都知道它是件湿衣服，梅雨季节空气中湿度很高，可是我们并看不见空气中的水分，所以"湿"是一种以细微状态弥散渗透在其他物质当中的水。

长夏季是从五行角度认识一年季节变化，所以在原来春、夏、秋、冬的基础上，重新划分出来的一个季节。长夏季属五行中的"土"这一行，土行在五行中居于中央，所以属土的长夏季就位于一年的中央，在春夏与秋冬四季的中间，也就是夏季最后的一个月——六月。

湿、长夏、脾胃三者均属五行中"土"一行，俗话说，物以类聚，人与群分，湿、长夏、脾胃三者有非常密切的关系。长夏季位于夏末，

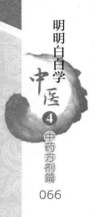

气温较高，导致整个因大地水汽蒸发较多，致空气中充满水湿之气，同时这段时间是一年当中降雨量最高的季节。这个时候是一年当中晨雾最浓、夜露最重的时候。在这个季节里，人们为了防暑降温，还常常喜欢喝些冰水，吃些冰冻瓜果等，很可能导致这些寒水在体内渗透弥漫，出现身体内的"湿气"。脾为湿土之脏，主管人体饮食物的消化，营养物质的吸收，非常容易感染湿气，从而影响到人体的消化吸收功能，出现消化系统的病，比如腹泻、呕吐等。所以《黄帝内经》说："长夏善病洞泄寒中。"也就说，长夏季很容易导致寒湿邪气影响脾的功能，出现腹痛、腹泻等症状。

方解

藿香正气散是针对长夏季湿伤脾而设的，方中主药藿香是以生长在广东岭南地区为佳品，称为广藿香。广东岭南地区气候特点以潮湿炎热为主，相当于一年当中的长夏季，藿香喜欢生长在水旁湿处，气温低于19℃时生长缓慢，而在高温高湿季节则生长迅速。由此可见它抗暑化湿的能力很强。从名字也可知藿香气味芳香，香能化浊，湿为浊气，故藿香能祛除湿浊邪气，助脾胃正气，为湿伤脾胃出现怠倦无力，食欲不振，舌苔浊垢者最捷之药。

藿香正气散中除了藿香芳香化湿外，还配合了厚朴、陈皮、半夏曲这些燥湿药，茯苓利湿药，化湿、燥湿、利湿各种祛湿方式齐上阵，加强祛湿效果，同时使用了白术、生姜、大枣、甘草健脾和胃，以助脾胃正气，所以本方称为正气散。整个方是针对长夏季湿气较甚，湿伤脾胃，同时兼感有夏季暑气的状况而设的。

运用

目前市场上出现的藿香正气散成药主要有藿香正气水、藿香正气丸、藿香正气片、藿香正气软胶囊、藿香正气口服液、藿香正气滴丸等剂型。藿香正气水是由水煮及酒浸制而成，疗效最强，吸收起效快，但口感很差，有些朋友没有办法接受，另外值得注意的是藿香正气水在制造工艺中采用酒精作为溶媒，其成分中有酒精，所以某些对酒精敏感的人要慎用；藿香正气软胶囊、藿香正气口服液则克服了正气水的口感问题，比丸剂和散剂吸收得快，容易服用、口感较好，对害怕药味的儿童和吞咽困难者较为适宜。滴丸则更易于吞服，对胃肠道无刺激，起效迅速，口服5~6分钟后即可发挥作用。

适合用藿香正气散的人群，往往有以下特点：舌苔厚腻，舌质水滑，易于出现腹胀、恶心、胸闷、腹泻等症。

（一）长夏季节的感冒与胃肠疾病

长夏季节气候炎热，有些人喜食生冷，避暑贪凉，出现感冒的发热、恶寒、头昏如蒙、头痛、鼻塞，发热而有汗不退热，胸闷恶心等症状，或是出现恶心、呕吐频作，泻痢，腹痛等胃肠疾病，均可选用藿香正气散。另外长夏雷雨天较多，一阵雨水一阵闷热，人们常常感到闷热难耐，这种闷热其实是由于湿度过高影响人调节体温的排汗功能所造成的。这也是为什么在北京的37℃，和在广州（岭南潮湿）的37℃相比，人们感觉要舒服一些的原因，大多数北方人根本没有办法适应南方的湿热气候。在长夏季服用藿香正气散可以缓解这种长夏湿气引起的不适，使人们能舒适度过长夏季。

（二）岭南地区胃肠型感冒

岭南位于我国最南端，主要包括广东、海南两省以及广西壮族自治区的一部分，属热带、亚热带气候。这个区域日照时间长，气温高，雨量充足，一年当中有1/3~1/2时间处于暑湿较甚的"长夏"季。再加上地处卑下，濒海，潮湿特盛，早在两千多年前的《素问·异法方宜论》就认识到"南方者，天地所长养，阳之所盛处也。其地下，水土弱，雾露所聚也"。当地人脾胃易受湿扰，常见有腹胀、食欲减退、泄泻等症状，这时可以服用藿香正气散。另外，针对岭南人群常有的舌苔厚腻的"湿"像，服用藿香正气散褪厚苔的效果也非常好。此外，还有一些刚到岭南地区生活的人，会感头昏而闷，饮食纳少，欲吐不吐，厌油，或腹胀腹痛，腹泻，舌苔较厚，常是因为不能承受此地之"湿"，这时可以服用一些藿香正气水，安全度过水土不服期。

（三）腹泻

一些慢性肠炎腹泻，症见腹痛、腹泻，大便每日3～4次，身体困倦。常因受寒发作，或是吃一些生冷之物就复发，尤其在夏、秋季发作加重或发作频繁，这种情况服用藿香正气散是非常有效的。如果是婴幼儿腹泻清稀粪水的，也可以使用藿香正气水作为辅助治疗，一般不口服，可以用消毒药棉，将藿香正气水置水中预热后，倒在药棉上，置于肚脐处，上盖消毒纱布，用胶布固定，2~3小时后取下更换，效果明显迅速。

（四）晕车晕船

有人一乘车船，即发生头昏胀闷，恶心呕吐，十分辛苦。这种晕车晕船的体质，属于脾虚有湿，这时用藿香正气散预防，效果较佳。一般来说可以在上车船前半小时服，或是发作时服用，都可见明显效果。如果是一些小孩，或是不大接受藿香正气散口味的朋友也可以在乘坐车、船前，用药棉蘸取藿香正气水敷于肚脐处。

（五）皮肤疾病

湿邪作为一种秽浊病邪，常易引起皮肤溃破，流水等症状。临床上一些湿疹、癣症都属于中医所说的感受湿邪的病。如果针对湿疹，尤其是婴儿由于使用尿布或尿不湿出现的湿疹、男性阴囊湿疹等，均可用藿香正气水涂抹患处，每日7~8次。对于婴幼儿，由于皮肤较嫩，则需要将藿香正气水用注射用水稀释后涂抹于患处。另外针对手癣、脚癣、灰指甲等真菌感染疾病，也可使用藿香正气水辅助治疗，用温水清洗患处后，将藿香正气水直接涂抹于患处，或是用几瓶藿香正气水兑入泡脚水中，泡脚。但由于湿邪渗透弥散的特点，祛湿常需要一段周期，而且即便症状消失后，还需要坚持1~2周，以期将湿邪彻底祛除。

另外，藿香正气散还可用于治疗蚊虫叮咬。一般来说涂药半小时左右，瘙痒即可消失。

🔰 六味地黄丸

六味地黄丸是中医临床常用的一种中成药，很多人甚至把六味地黄丸作为首选保健药，可谓风靡一时。六味地黄丸是宋代最著名的一位中医儿科医生钱乙所创，它最早是儿科用药。后世医家使用它的频率也是非常高，毫不夸张地说，论使用频率它应在中医方剂的前十列之中。那么，为什么它这么常用，这么好用呢？原因就在于它补的是人体先天的根本——肾，它是补肾的名方，而且用药平和，适合长期服用。

> **六味地黄丸**（《小儿药证直诀》）
> 熟地黄、山茱萸、牡丹皮、山药、茯苓、泽泻
> **功效：滋补肝肾**

🔰 功效原理

在中医理论来看，肾在人体五脏中有着举足轻重的作用。它在五行中是属水的，对应的是自然界的冬季，所以无论是自然界的冬天，还是人体的肾，都有五行中"水"这一行的特点，那就是封藏、蛰伏。肾封藏的可是人身的宝贝呀，它藏的是精。什么是精呢？就是精华，是人身最精粹的能量与营养。肾还封藏着人体最强悍的一种"精"，这种"精"是来自于父母的精华，它是人体胚胎形成的基础，是最具有化生能力的能量与营养，中医把这种精，称为"先天之精"，也就是我们在离开娘胎之前的所拥有的最精粹的能量与营养。正是基于此，肾在中医中被称为"先天之本"。这一理论在民间也被广泛接受，补肾理念可谓是深入人心，不论是报刊还是电视，补肾药广告那可真的叫一个铺天盖地，男性朋友们谈起补肾来那可真的称得上是"性"趣盎然。

为什么补肾如此被重视，原因就是它所藏的"精"，尤其是先天之

精有非常重要的作用。先天之精负载生命体发生的原始物质，那么它就自然非同小可，我们人体最重要的生长、发育、生殖的功能是靠它来掌控和激发的。

《素问·上古天真论》说："女子七岁，肾气盛，齿更，发长；二七而天癸至，任脉通，太冲脉盛，月事以时下，故有子；三七，肾气平均，故真牙生而长极；四七，筋骨坚，发长极，身体盛壮；五七，阳明脉衰，面始焦，发始堕；六七，三阳脉衰于上，面皆焦，发始白；七七，任脉虚，太冲脉衰少，天癸竭，地道不通，故形坏而无子也。"

这段经文讲的是女性以七岁作为时间单位，从七岁到二十一（三七）岁这一阶段，女性肾中精气处于不断充盈状态，这是女性的生长发育阶段，女性在这一阶段换牙、生发、并且真正完成由女孩向女人的转变，月经来潮，并具备成为母亲的能力。从二十一（三七）岁到三十五（五七）岁这一时间段，是女性肾中精气最充沛的时候，整个身体处于成熟壮盛期。而从三十五（五七）岁开始，随着肾中精气逐渐减少，女性身体开始走下坡路，进入衰退期，发落、颜面衰老，到了大约四十九（七七）岁，也就进入绝经期，不再具备生殖能力啦。当然，上段经文，还有个男性版本，是以八岁作为时间单位，说明随着肾中精气盛衰变化，男性的生长衰老变化。具体我们可以参考图3-1。

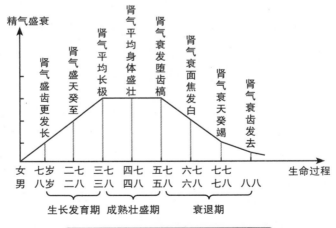

图3-1 肾中精气盛衰过程曲线

在这一段描述当中，我们可以发现肾中精气的充盈状况，与人体的生殖能力关系密切。孔子告诉我们："饮食男女，人之大欲存焉。"这说明生殖活动和进食一样是人类的本能，是生命活动的第一需要。而中医把这两个生命本能活动分别交给先天之本"肾"和后天之本"脾"来掌管，其中脾主消化饮食物，而肾则主生殖。

另外，我们还可以发现，与肾精盛衰密切相关的有头发、骨骼、牙齿，而这些都是属于"水"系统，与肾关系密切，所以有"肾主髓，生骨""肾其华在发"的说法。而牙齿则是骨的一种变体，中医认为"齿为骨之余"。此外，膀胱、耳、前阴、后阴也都是属于这一系统，与肾有密切的关系。

❀ 方解

六味地黄丸是补肾阴的一线方剂。它是由儿科专家钱乙将补温肾的金匮肾气丸应用到儿科时，考虑到儿童是纯阳之体，儿童本身阳气非常精纯，所以将金匮肾气丸中的两味温阳药附子和肉桂去掉，全方剩下的六味药物都是滋精养阴，变温肾阳为滋肾阴的作用，用来治疗小儿肾虚引起的发育迟缓或发育不全的疾病。

六味地黄丸，共有六味药组成，"六"这个数字是有讲究的。古人认为1~10这10个数字不仅仅有计数的功能，更重要的是蕴含着神奇的力量，这听起来有些玄，但古人确实是这样认为的，中医也有很多应用术数的地方。其中1~5这5个数字分别对应着五行中水、火、木、金、土，这就被称为五行的生数，而这5个数字分别加5，则就形成了五行的成数。所以1和6这两个数字其实就是五行当中的水这一行的生数和成数。所以六味地黄丸中六这个数字的运用，实际上就用了数字的神秘力量，去加强人体"水"系统的能量，强化了补肾的作用。数字的应用是否真的有效，有待我们去验证，但至少钱乙在创立此方，是有这样的考虑的。

六味地黄丸是用熟地黄作为主药的，熟地黄是中药地黄的炮制品。地黄，又被称为"地髓"，用到了"髓"这个字，中医认为精生髓，我们汉语中也有"精髓"这一词语。地黄的药用部位是埋在土里的块茎，

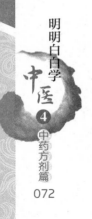

它其实是真的得到了自然的精华。据古代本草书记载，地黄能够吸收土地精华，凡是种过地黄的土地，土就会焦枯，要经过十年的修复，这片土地才会"转甜"。也就是说，只有十年后，这片土地才可以重新用来种植地黄。那么用这自然的精华来补充我们肾中所藏的精，自然补肾益精的作用是不言而喻的。更重要的是，古人要将地黄加工成熟地黄，那也是个非常劳心费力烦琐的活，需要经过九蒸九晒，用人间炉火将地黄蒸透，蒸透后再放在太阳下曝晒，这样反复九次，地黄变得黝黑发亮（黑色是水的颜色，也有加强补肾力的作用）。这么劳民伤财的工序，是否是无用功，在故弄玄虚呢？当然不是的，其实通过人间炉火和自然界的太阳之火，加工这个地黄，使得地黄彻底"熟"透，那么它里面所蕴含的自然界的精华就很容易被人体消化吸收，去填补肾中所藏之精。

另外，还值得提到的一味药就是山茱萸。山茱萸其实是一种酸枣除去果核及杂质后的果肉，所以它的味道是酸的，酸味对应的是五行中的木，对应人体的肝，所以有补肝的作用，中医认为肝肾同源，通过补肝来达到益肾的作用。此外，酸味收敛，也有助于肾的封藏的特点，有加强肾藏精，这个"藏"的功能。

运用

六味地黄丸作为滋补肾阴的王道方剂，现下被应用得十分广泛，所以在一般的药店里就可以买到成药。目前市面上的制剂有水丸或者蜜丸，可根据说明书选择服用。

此方虽好，对证重要。六味地黄丸虽然在调理人体的多种机能方面都表现出不错的效用，但也绝非包治百病，据统计，在各种文献报道中，六味地黄丸治疗的病涉及有137种。最常见的是用于治疗亚健康状态、提高免疫力、延缓衰老，所以很多人把它当作保健药品长期服用。那么这种做法，是不是正确的呢？

古语有云"是药三分毒"，哪怕是大补的方剂，给一个原本没病还生龙活虎的人吃了，保不住还会流鼻血呢。因此，如要应用此方对自身进行调理，首先还是要先明确自己属于哪种类型的，到底适不适合这个方剂。

适用于六味地黄丸的人群有以下特点：不怕冷，容易出现阵阵潮热，手脚心发热，或者面部烘热感，两颧发红，容易口干，腰膝酸软、头晕耳鸣、晚上睡着以后比较容易出汗，有时还容易心烦。

（一）小儿发育不良的调理剂

本身六味地黄丸就出自儿科学著作，是专为儿童补肾而创的名方。但是，由于现在医疗条件好，家庭经济状况也不错，大家都注重优生优育，发育不良、发育迟缓的儿童远远没有古代多。而妈妈们，也不能把补肾药当作保健品给自己的发育良好、健康的孩子去服用，过犹不及，补得太过，可能会加快孩子发育进程，引起孩子的早熟。只有那些确实存在发育障碍，或是先天不足的孩子才可以使用。一般来说，适合选用六味地黄丸调理的小儿多数较为瘦弱，体质较差。夜间睡眠时出汗较多，囟门闭合较迟或先天弱视等发育不良，小儿性格多冲动任性、急躁易怒、睡觉也不大安稳，容易乱动，说梦话等状况，都可以服用一段时间的六味地黄丸来调理。此外，一些注意力不集中，多动症患儿，也是由于脑部发育障碍引起，可以使用六味地黄丸来改善。早产儿或有先天性疾病的患儿，发育不良，也可选用本药辅助调理体质。

（二）女性更年期综合征的法宝

有一部电视剧叫《青春期撞上更年期》，真实让人见识到了更年期的麻烦。实际上更年期就是机体从性成熟到性机能衰退的生理过渡时期，女性由于有明显的绝经变化，所以女性更年期表现就比男性要明显得多。很多女性朋友进入更年期后，会发现自己的身体出现很多意想不到的问题。比如面部常常有一阵阵的烘热、多汗、生气或情绪激动时加剧、口渴、头晕头痛、耳鸣，眼花、心慌，而且还常常有情绪性格上的异常变化，容易出现急躁、易激惹或情绪抑郁、情绪不稳定、失眠等。更年期是机体肾中精气亏衰，再也无法提供机体更多的能量来维持生殖机能，而对于女性来说，青春期、育龄期、成熟期的月经、孕育、哺乳都消耗了太多的阴血。所以女性更年期的肾精不足，尤以肾阴亏虚表现明显，显然六味地黄丸是明智之选。以2个月为一个疗程，可根据具体情况灵活选择疗程，如果情绪症状明显可选用逍遥散或者加味逍遥散联合使用。这些药物可以帮助您健康平稳度过更年期。

（三）肺结核恢复期的调养剂

肺结核，中医又称为"肺痨"。从中医角度来看，都是阴虚内热，中医有"劳瘵主于阴虚"的说法。患者常常有口干咽燥，傍晚时分定时低热，夜晚睡着后出汗，手足心发热、皮肤干灼等阴虚内热的症状。其实，就一个睡中出汗症状，也就是中医所说的盗汗，都充分说明了患者处于阴虚内热的状态了。盗汗，盗贼大都是乘着夜晚偷偷摸摸干坏事，所以睡中出的汗，也是趁着晚上睡着以后"偷偷"出的，就像盗贼一样，形象地称为盗汗。晚上是自然界属阴的时间段，这时在自然界的影响下，阴虚内热的状态会表现得更明显，这种内热逼迫体内津液外泄，所以盗汗。而结核杆菌非常喜欢侵扰这种阴液匮乏的肺叶。在治疗上，现代医学主要是应用抗结核药去杀死结核杆菌，效果是确切而明显的。但对肺结核患者这种阴液匮乏，肺叶焦灼的状态却无能为力。这时就要靠中医来大显身手，滋阴养肺。而全身阴液的本源在哪里呢？在肾，因为肾是先天之本，全身最精粹的能量与营养都是被它封藏，肾阴，又被称为元阴、真阴，选用六味地黄丸，这补肾阴的一线成药，显然有助于彻底改善患者肺部的微环境，使得结核杆菌不易滋生，这就是彻底断了结核杆菌的后路，同时它还能促使身体能尽快恢复正常。一般服药时间，要稍长，每日早晚各一次，连续服用2~3个月，还可根据具体情况，延长服药时间。

（四）牙周炎的辅助治疗剂

每个人都想拥有一口健康整齐的牙齿，有则朗朗上口的广告词说得好："牙好，嘿，胃口就好，身体倍儿棒，吃嘛嘛香。"对于女性来说，还有美观上的需求，"齿如编贝"是很多女性梦寐以求的目标。但是，疾病却经常侵扰牙齿，这一人体最坚硬的组织。牙周炎就是一种常见的牙病，它是一种破坏性疾病，是一种牙龈和牙周组织的慢性炎症，可以出现牙龈出血，尤其是经常在刷牙的时候出血，口臭，咀嚼无力，牙齿渐渐松动，牙缝渐渐变宽，严重可导致牙齿脱落，使我们过早沦为"无齿之徒"。牙周炎发作起来，更是要了命，宋朝有诗人题诗"痛入香龈楚不禁，三郎心痛亦何深"描绘了倾国倾城美人杨贵妃的牙痛发作，正是应了那句俗话："牙痛不是病，疼起来真要命！"任你是美人、贵妃又如何？牙周炎发作起来，患者会出现牙龈红肿、疼痛，甚至整个腮帮子都漫肿了起来。

从中医认为"肾主骨""齿为骨之余"，齿骨同源，都要靠肾中精气充养。我们可以看到当生长发育期，随着肾中精气充盈，乳牙脱落，换成真牙，到了老年期，随着肾中精气的匮乏，出现牙齿松动、牙齿脱落。所以，牙齿的功能状态与肾中精气息息相关。六味地黄丸作为一个补肾名方，是牙周炎首选辅助治疗剂，在常规西医的刮治、洁治（除去牙菌斑、牙石）的基础上，配合服用六味地黄丸，可以促进牙周组织的再生，即肾固则齿坚，有减缓牙缝变宽、牙齿松动，防止牙周炎复发的作用，服用周期，应在半年至一年。

另外，六味地黄丸对于老年人的牙病也有非常好的辅助治疗作用。老年人，本身由于肾精不足，牙齿就容易出现松动等问题。服用六味地黄丸，具有促进钙吸收，防止骨质疏松，促进牙槽骨再生，能明显改善老年人的咀嚼功能。甚至有一些个例发现，长期服用六味地黄丸，个别老年人可以出现重新出牙。同样道理，小儿也是肾精未充盈的状态，有些小儿肾精明显不足，可出现出牙慢，牙质不佳的情况，也可适当服用一些六味地黄丸。

（五）骨质疏松的防治剂

骨质疏松是人体骨骼的一种"衰老"现象，是中老年人的常发病、多发病，尤其是绝经期妇女最易出现。中医认为肾主骨，随着年龄变大，人体内肾精越来越匮乏，没有足够肾精化髓生骨，充养骨骼，慢慢可导致骨基质含量减少，骨的致密度下降，这时就称为骨质疏松。出现骨质疏松表现为疼痛，尤其是腰背痛最多见，还可见两腿无力、身长缩短、驼背等。所以，我们可以看到，人老了，越老越矮，以及老年人动不动就腰酸腿痛，这些实际上都是肾精不足，肾不养骨惹的祸。而六味

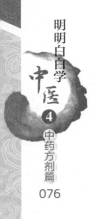

地黄丸有补肾填精，益髓壮骨之功效，可以使得髓有所化，骨有所充，从而保持骨骼强健。现代的药理研究也证实了六味地黄丸确实能促进骨形成，并增加骨钙、磷含量，提高骨密度、增加骨的韧性，防止骨基质的丢失。一般以一个月作为一个疗程，根据具体情况，服用3~6个疗程。

（六）肿瘤患者放化疗后的辅助调养剂

针对肿瘤患者的西医治疗，除了手术切除外，首选的就是放化疗。放疗虽然是杀死肿瘤细胞的有效手段，但往往使机体产生很大的毒副反应。放化疗无法识别正常的细胞和癌细胞，只是一概杀灭生长较快、新陈代谢迅速的细胞，所以它不仅仅杀死肿瘤细胞，对身体正常细胞也有很大伤害。放化疗后，机体往往处于免疫机能极其低下的状态，周身疲乏无力、精神萎靡、出虚汗、嗜睡，引起骨髓造血机能抑制，出现白细胞、血小板含量减少，甚者红细胞、血色素的减少，此外还可引起脱发。中医认为，肾精具有化髓生血的作用，肾其华在发。放化疗后的脱发及骨髓造血机能下降，都说明放化疗损伤到人体肾精，而六味地黄丸补养的是人体的根本——肾。现代研究，也发现这一成药是一种优秀的免疫调节剂。因此，放化疗后，坚持服用六味地黄丸，有助于减轻放化疗毒副反应，提高机体免疫力，改善的放化疗患者的生存质量。

另外，对于再生障碍性贫血这种骨髓造血机能障碍的疾病，六味地黄丸也可作为辅助治疗剂，有助于恢复造血组织的损伤及造血功能的障碍。

☯ 金匮肾气丸

说起金匮肾气丸，那来头可就大了，它是由医圣张仲景所创。张仲景在中医界的地位，就像孔子在古代读书人中的地位，都是属于"圣人"级别的。清代一著名医家曾经评价古代名医所创方剂疗效，认为张仲景的方，只要你用准了，它就是百试百验的神方。

金匮肾气丸（《金匮要略》）

干地黄、山药、山茱萸、茯苓、牡丹皮、泽泻、桂枝、炮附子

功效：补肾助阳

功效原理

在中医理论中，肾处于一个超凡的地位，它是先天之本。肾的能量或功能对于人体生命来说，是至关重要的。所以中医又有左肾右命门的说法，"命门"就是生命之门户，是人体生命活动的根本所在，命门的功能又称为"命火"，它是隶属于肾的。中医认为，阳气，或者说是"火"对于生命来说是非常关键的东西。明代中医大家张景岳说过："天之大宝，只此一丸红日；人之大宝，只此一息真阳。"也就是说，对于自然界来说，最重要最宝贵的就是太阳，而对于人的生命来说，最重要最宝贵的就是真阳。而这真阳是什么呢？就是肾阳，也就是命门之火。命门之火为一身阳气之根，肾阳在人身的地位就像太阳在自然界的地位一样。

《黄帝内经》告诉我们"肾气虚则厥"，什么是厥，就是指手足四肢由下而上冷至肘膝的症状。怕冷，常识也知道，阳气不足。肾虚，肾阳不足，人身的真阳不足以后，无法温养机体，就会导致这种手足厥冷的症状，同时全身也会由于失去阳气的温养，而出现畏寒，怕冷。

当然肾阳虚损，除了有四肢冰凉、怕冷症状外，还会有其他各种身体机能由于失去真阳的推动，而出现各种功能低下的症状，比如循环系统失去阳气推动，出现脉搏无力而迟缓，体内正常体液由于失去阳气推动，而出现运行障碍，出现浮肿，整个精神体系失去真阳的温养而出现精神萎靡、反应迟钝、淡漠等症状。此外，肾，老百姓又把它称为"腰子"，它是藏于腰内，肾阳虚时，还会出现腰酸、腰痛、腰冷的症状。肾主生殖，主骨生髓（具体请参见本书"六味地黄丸"相关内容）、肾

阳不足就会出现腿软、生殖功能减退等肾阳虚所特有的表现。

金匮肾气丸就是针对这种肾气虚、肾阳不足而设立的方剂。历代医家多称金匮肾气丸为"千古补肾阳之祖方"。肾阳是人体内的一蓬火，如果这蓬火衰弱了、熄灭了，那么人的生命也就走到了尽头。本篇涉及的方剂金匮肾气丸可以点燃并维持人体这蓬火。

方解

金匮肾气丸又被称为八味丸，顾名思义，由八味中药组成。仔细观察全方就会发现，其实金匮肾气丸的组成，就是在六味地黄丸的基础上多了桂枝和附子（嗯，其实这样说也不是很确切，因为毕竟是钱乙改了张仲景的方子，而不是张仲景改了钱乙的方子）。六味地黄丸，我们前面已经讲过，它是一个补肾中阴精的方剂。而附子、桂枝都是中药里面著名的阳药。尤其是附子，古代医家认为其有斩关夺将之气，可以追复散失之真阳。我们再仔细观察，会发现整个方剂中附子、桂枝含量都很少，这也有"少火生气"之意，意在微微补火以鼓舞亏虚的肾中阳气，补命门之火。同时地黄等六味药物则滋补肾中阴精，促生阴液，这样使得肾中阴阳并补，同时达到"阳得阴助，而生化无穷"，补阳效果更稳固、更持久，也正是所谓的于"水中"而"生火"。也就是说以六味地黄丸的六味药物补阴精，充肾气之物质来源，少用桂枝、附子这两味温阳之品。虽然量小，可别小瞧了它们，俗话说得好，"火车开得快，全靠火车头"，这两味药就好比是蒸汽机的动能一样，将六味地黄丸所补的物质蒸腾化气，转化成为能量，达到补肾气的目的。

本药以淡盐水送服，咸味有入肾的作用，借用淡盐水引全方药力直驱于肾。

运用

金匮肾气丸是补肾助阳，助气化的常用方剂，目前市面上有售的大多为丸剂，有大蜜丸、小蜜丸、水丸等，一般药店就可以买到，携带和服用都很方便，可以作为家庭常用的保健品储备，可按说明书服用。

适宜服用金匮肾气丸的人群有以下特点：怕冷，下半身常有寒冷的感觉，冬天睡觉脚很难暖和起来，容易出现嗜睡疲倦、腰痛脚软，小便一般比较长，清澈，色调偏白或青色，比较容易起夜有夜尿，性欲不强，性功能减退。肚脐以下下腹部软弱无力，腹直肌呈拘挛、发硬状。下腹部发冷，或是麻木不仁。

（一）怕冷，疲劳者的温养剂

日常生活中有些人特别怕冷，总比别人穿得多，而且比较容易疲劳，工作时间稍长就感觉整个身体好像被抽空了似的，尤其是两条腿，就像灌了铅似的，很沉。跑去医院全身检查一通，又没有任何异常。这种情况就属于中医所说的肾虚肾阳不足的情况，肾阳虚，命门火衰，阳气虚损不能温养肌肤，所以怕冷，整个身体动力不够，疲劳，体内液体运行迟缓，容易形成水湿内停，面部及手指常常有肿胀感。这种情况可以服用一段时间金匮肾气丸来改善体质。以3个月为一疗程，可根据具体情况，服用1~3个疗程。

（二）夜尿多患者的治疗剂

有些人晚间尿多，经常要起夜，上好几趟厕所，这么来回折腾，不仅严重影响晚间的休息，白天的精神也受到影响。这种夜尿多的现象在老年人中比较常见。这些人常常还会出现怕冷，四肢不温，腰酸腿软等肾气虚，肾阳不足的症状。正常人体的水液代谢，尤其是尿液的生成，是依赖于肾阳的蒸汽机式的作用。肾阳对水液起着蒸化和调节作用，老年人多数处于肾虚状态，"蒸汽机"的能量不足，很容易导致水液代谢异常，身体内水液没有办法得到充分气化，就变成尿液，排出体外。而且夜间，更是自然界阴盛阳衰之时，这个时间段，人体肾阳更是不足，肾的气化功能更加减弱，因而夜间小便次数增多。要改变这种状况，就需要强化肾阳，提高肾的气化功能，显然，金匮肾气丸是明智的选择。服用周期，以2个月为一疗程，可根据具体情况，服用1~3个疗程。

另外，有些妇女在绝经期由于体内激素环境的变化，容易发生张力性尿失禁。在咳嗽、打喷嚏、大声哭喊或者是提举重物的时候，由于腹腔内压力突然增加，患者出现不自主的尿液外溢。得了这种病，真是令人尴尬，甚至是大笑几声，小便都会控制不住流出来。得这种病的患者绝大多数都有多次分娩、难产或是分娩时会阴切开愈合不良等分娩损伤情况，而这些分娩损伤，从中医来看，都损伤了肾气、肾阳，等到了绝经期，机体本身肾精不足，从而引起机体肾阳、肾的气化功能下降，导致尿失禁。使用金匮肾气丸可以使得患者肾气健，肾的气化功能恢复，膀胱功能复常，遗尿自可得治。

而对于小儿的夜尿多、遗尿等问题，一般来说，3岁以内不能看作病，因为小儿处于生理性的肾气不足。如果超过3岁，仍然容易出现尿床等问题，多数与先天肾气不足有关，也可服用金匮肾气丸进行调整。

（三）腰椎间盘突出症的辅助治疗剂

在中医理论来看，人体的脊柱与督脉关系密切。督脉是人体经脉体系中的一条，它运行在身体背面的中央，督脉就是人体脊柱这条线。督脉是阳脉之海，统率周身阳气，人体的阳气可通过它发挥作用，当我们挺直脊梁，就会显得有精气神。督脉本身有分支直接与肾相连，督脉阳气的通达与充盈，与肾阳，这一真阳关系密切。所以，当肾精亏虚，肾阳不足，腰椎及椎关节就会变性、退化，失去原有的形态和质地，从而导致椎间盘发生病变，此时，我们再也没办法挺直脊梁了。人年纪大了，弯腰驼背，这也与肾阳虚，督脉阳气不足有关。

一般来说，每年的秋冬季节是腰椎间盘突出症发病率较高的季节，这是因为冬季天气寒冷，气温较低，进一步加重了肾阳不足，督脉阳气不足的症状。椎间盘突出症患者常常表现为腰痛、腿麻。由于阳气的虚损并非一朝一夕可以造成的，所以这种疼痛多为慢性，且缠绵难愈。除此之外，患者还可出现腰膝酸软，腰部活动受限，严重的直不起腰来，还可以出现头晕耳鸣等症状。使用金匮肾气丸作为腰椎间盘突出症的辅助治疗剂，有助于补充肾阳，充养督脉，活血止痛，缓解腰腿痛，达到强壮腰膝的作用。以15天为一疗程，首次4个疗程，观察疗效，再根据具体情况，延长疗程。

（四）前列腺增生尿无力的辅助治疗剂

前列腺增生是中老年男性的常见病、多发病，西医疗效也欠佳。60岁以上男性，前列腺增生发病率高达50%以上，80岁以上男性，发病率可达到80%以上。由此可见，随着年龄的增长，前列腺增生发病率直线增高。临床上前列腺增生主要表现为尿频、尿急，有明显的排尿费力，小便滴沥不尽，夜尿增多，排尿中断，尿流变细，少腹坠胀，腰膝酸软等症状。

中医认为，排尿功能是依赖肾的气化作用的。《黄帝内经》中讲："膀胱者，州都之官，津液藏焉，气化则能出矣。"说的就是膀胱作为储尿器官，尿液要排出，需要依靠肾的气化功能，膀胱如果得不到肾阳的温煦和推动，则推动无力，开阖失司，溺不得出，或者排尿困难，残余尿量较多。随着年龄增长，人体肾气由盛而衰，男性肾阳越来越亏虚，气化功能越来越低下，动力越来越不足，所以表现为尿无力，俗话说"以前屙尿屙过河，现在屙尿滴湿脚"充分说明了这一点。同时由于肾阳不足，气化不利，血行不畅，引起前列腺阴血凝聚而增生肥大，前列腺增生压迫尿道而致排尿困难。这也是为什么中老年男性容易患上排尿障碍的前列腺增生疾病，也是为什么随着年龄的增高，该病发病率越来越高的原因。

服用金匮肾气丸，能够温补肾阳，使肾之气得复，膀胱得到肾的气化推动，明显改善前列腺增生患者的排尿淋沥不尽、夜尿频多，腰酸乏力等症状。而且临床也证实了前列腺增生患者服用一段时间金匮肾气丸后，可以软化前列腺组织，缩小增生前列腺腺体的体积。对于老年人前列腺增生症，可长期服用金匮肾气丸，达到治疗和预防的目的。

（五）少精、弱精男性不育症的辅助治疗剂

为了种族生存，繁衍后代是生命个体的重要职责，古话说得好："不孝有三，无后为大。"直至今天，拥有一个健康可爱的孩子是大多数家庭梦寐以求的心愿。在旧社会，受传统生育观念的影响，似乎所有的"不孕罪过"都是女方造成的，随着社会变革，新社会提倡男女平等，男性不育越来越引起人们的关注。而精子数减少，精子活动力低下

或伴精子质量异常，如精子畸形、精子存活率低等而致的男性不育，在男性不育患者中占很大比例。随着社会发展，生存压力的增大，男性生精能力明显下降。据报道，人类精子质量在过去50年中降低40%以上，很多国家报告了本国精子质量下降的数据，在我国也同样如此。

中医认为，这种少精、弱精，是由于肾气虚弱，命门火衰，无以生精、养精所致。中医理论告诉我们肾主藏精，为先天之本，主发育与生殖。男子生殖系统的发育及生精、种子等功能与肾气密切相关。男子16岁前后的青春期，肾气始盛，发育迅速，尤其性器官和性征的发育最为明显，性功能和生殖能力趋于成熟，并开始排精，具备了生殖能力。24~30岁是男性整个生命的巅峰时期，肾气充实，是最佳生育年龄，《周易》提到"男子三十而娶"，也是据于此。到了五十六（七八）岁左右，肾气开始衰少，性功能和生殖能力逐渐衰退。六十四（八八）岁以后，男性性功能明显下降，一般情况下不再具有生殖能力。

肾气在精子生成过程中起到关键作用，它能促进精子生成或运动。肾气的盛衰，肾精的盈亏，决定人的生殖能力。金匮肾气丸的功能是温化肾气，口服本丸，能改善睾丸缩小，直接促进了睾酮的分泌，使生精环境改善，达到促进生精的作用。本药可以提高精子的数量及活动率，增强精子的活动力。对于男性不育有很好的治疗作用。一般以2个月为一疗程，根据具体情况，可增加疗程服用。

（六）Ⅱ型糖尿病的辅助治疗剂

随着人们生活水平的不断提高，糖尿病的发病率越来越高。据报道我国糖尿病患者的数量以每年100万人的速度在迅速扩增。Ⅱ型糖尿病的发生与环境因素有关，其中肥胖、高热量饮食、体力活动不足及增龄是Ⅱ型糖尿病最主要的因素。而这些因素，从中医理论来看，与人体气化功能下降有关，"蒸汽机"的动力不足，没有办法将身体摄入的物质彻底转化成为能量，导致糖分在体内过多蓄积。糖尿病患者终身服用降糖药，但临床中常有用西药控制血糖效果比较理想，但尿糖难以抑制到正常的病例，或者患者表现为尿多。这种糖尿病的尿多、尿甜症与肾阳不足、命门火虚有关。肾具有封藏精气的生理功能，肾主闭藏的主要生理功能是将精气储藏于肾，并使其不断充盈，开合有度，防止精气从体内无故流失。肾阳不足，肾气不固，导致了水谷精微（营养物质）下流，体内精微物质如糖分，源源不断随小便流失，导致尿糖难愈。这种情况下，服用金匮肾气丸，一方面加强气化功能，促进糖分的充分利用，降低血糖；另一方面，强化肾主封藏的能力，防止糖分从小便丢失，改善尿糖升高的情况。糖尿病患者可在口服降糖药的同时，加服金匮肾气丸，并定期监控血糖、尿糖值。

（七）抗衰老

金匮肾气丸作为补肾抗衰老剂的经典用方，常用于延缓衰老，疗效可靠。而老年人生理性衰老均表现为肾气不足的症状。金匮肾气丸则是以温肾助阳化气的方式，补充肾气这一人体主要的精微物质，进而滋养五脏六腑，影响人体内分泌、免疫等多个系统来达到抗衰老的目的。日本医学研究人员发现：长期服用金匮肾气丸，不仅可提高老年人的自身免疫能力，还可改善因衰老引起的视力减退症状。一般建议半年为一个疗程。

桂枝加龙骨牡蛎汤

万物生长靠太阳，对于生命来说，最重要的就是阳气，所以古人说："天之大宝只此一丸红日；人之大宝只此一息真阳。"阳气就是能量，我们要保养生命就要牢牢将生命的阳气固摄在自己身体内。桂枝加龙骨牡蛎汤就是帮助身体牢牢拽住生命根本的药物。

桂枝加龙骨牡蛎汤（《金匮要略》）

桂枝、白芍、生姜、大枣、炙甘草、龙骨、牡蛎

功效：调和阴阳、交通心肾、固涩精液

第三章　中医名方精粹

功效原理

阴可以代表物质，显示出水性；阳可以代表能量或功能，显示出火性。人体的阴阳处于一种和谐状态，保持着相对的平衡，就是人体的健康状态。就人体的阴阳而言，阳气更是主导和关键。阳气在我们体内的分布和运行规律就像自然界的太阳一样，在白天，天空中的主宰是太阳，光明而温暖；那么，我们人体的阳气也同样要起主宰作用，这样才能表现出有精神，有体力进行日常的工作、学习。太阳到了晚上就隐藏起来，自然界变得宁静而安逸，这时，我们体内的阳气也要进行休整了，原来工作于外的阳气就要潜藏起来。而人在忙碌了一天之后，也要休息了。由于阳气潜藏起来了，防御外邪的能力变弱了，所以我们人体的体表温度也开始下降了，睡觉的时候自然也要盖上毯子或被子以防着凉。

《黄帝内经》说："凡阴阳之要，阳密乃固。两者不和，若春无秋，若冬无夏，因而和之，是谓圣度。故阳强不能密，阴气乃绝。"就是说要保持阴阳之间的关系正常。所谓"阳密"包括两层含义：一是阳气要适时潜藏到阴位；二是潜藏的阳气要静，以利于休整。如果阳气不密，一方面可以出现躁扰不宁的症状，比如心烦、失眠、心动过速等；另一方面由于阴阳失和，又可出现出汗、遗精、遗尿、脱发等症状，而这主要是因为体内的阳气对阴液的控制作用出现了障碍，阴液得不到阳气的控制，就会外泄、外漏、脱失或消耗。这也就是《黄帝内经》上说的"阴气乃绝"。由于晚上是阳气潜藏的时间，所以阳气不密的症状常出现在晚上或是在晚上加重，如出汗常表现为夜间出汗（中医讲的盗汗），睡时遗精、失眠、多梦等症状。

方解

桂枝加龙骨牡蛎汤是由桂枝汤加上龙骨、牡蛎而成。桂枝汤是中医调和阴阳的经典之方，但细分析，桂枝汤实际上就是一首食疗方，它仅由5种中药组成，分别是桂枝、芍药、甘草、生姜、大枣。其中辛香的桂枝、辛辣的生姜、甘甜的大枣都是我们日常饮食所常用的调料。所以，桂枝汤的运用也告诉我们，合理的日常饮食就是我们人体调节自身阴阳最基本的途径和方法。医圣张仲景在《金匮要略》中说："求阴阳之和者，必于中气。"中气就是指我们人体的脾胃功能。

龙骨是指古代哺乳动物的化石，牡蛎用的是牡蛎的壳。据说，龙背有八十一鳞，具九九之数，九数为阳之极也。龙的特性是"渊潜天飞"，安静时，龙就蛰伏于水渊之中；兴动时，龙则飞腾于上，在天空中吞风吐雾，兴云降雨。牡蛎，纯雄无雌，是纯阳之物。牡蛎的特点是"潮涨则开，潮落则合"。潮涨潮落与自然界日月（阴阳）的交替是相应的。涨潮是自然界的一种阳动，而牡蛎则能于潮涨之时开壳以纳阳于体内。龙骨、牡蛎的本性都深得自然界阴阳变化之妙，因此，中医常运用二者治疗阴阳失和之证。

更为重要的是，龙骨、牡蛎的质地都比较重，下潜的作用明显，因而能很好地将阳气摄纳到人体下部。为了加强龙骨潜阳的作用，古人在用龙骨的时候，还会常常将其悬于井中过夜后再使用，以加强其"渊潜"之性。此外，龙骨、牡蛎表现出的收涩作用也很强。如果你用舌去舔龙骨，你就有舌头被吸住的感觉；牡蛎的壳一旦紧闭，要想开启就很困难。所以，龙骨、牡蛎既是阳物又能蛰藏，中医就是取其同气，以潜伏体内的阳气。

桂枝加龙骨牡蛎汤作为一名方，它的创立深得《黄帝内经》"阳强不能密，阴阳不和"理论的精髓。服用几天桂枝加龙骨牡蛎汤你就会觉得，原来虚弱的脉搏开始变得有力了，这就说明它的确可以有效地把能量（阳气）收到人体的内部、下部。

运用

目前市场上的成药是桂枝加龙骨牡蛎片。用法：每日3次，每次2片，饭后15分钟温开水送服。

适合用桂枝加龙骨牡蛎汤的人群，往往有以下特点：肤色偏白，肌肤纹理较细腻且湿润，体型偏瘦，体质虚弱，体力劳动较差，容易反复感冒。这类人群的手掌面还可常常看见一个个白点，尤其是在大小鱼际处可以看见一个个红白相间的小点，这也是阳气外泄（不密）的一种表现。

（一）成年男女性生活的保障剂

中医理论认为，人体掌管封藏固密功能的是肾，所以阳气不密实际上就是肾的封藏固密能力不够，也最容易出现肾的相关病证。中医讲，肾藏精，主生殖。桂枝加龙骨牡蛎汤在《金匮要略》中主要用于治疗男子失精，女子梦交。失精就是遗精，是指不因性交而精液自行泄出的现象。有性梦而遗者名为梦遗；无梦而遗者，叫作滑精。梦交是指女性在梦中与男子交媾，也即是我们现在讲的性梦。性梦常常导致男子遗精，女子阴道分泌物流出。梦是被压抑愿望的变形满足，各种本能欲望、情感和意念被压抑于潜意识之中，睡眠中意识松弛，潜意识的本能欲望、情感和意念就会活跃起来，千方百计地进入梦中，求得发泄。古代称房中术为调阴阳，出现性梦，代表身体极度渴望调和阴阳，那也就是说身体的阴阳出现不和。针对这种梦遗、梦交，服用补肾药的作用并不大，因为它的出现主要是体内的阳气躁动，阴阳不和，所以应当首选桂枝加龙骨牡蛎汤。由于涉及肾的病证，一般病程都较长，所以，运用桂枝加龙骨牡蛎汤治疗也需要一段时间，一般需要服用2~3个月时间。

（二）婴儿的补钙药

婴儿由于生长发育速度较快，体内钙量常会不足，也容易出现许多由于缺钙所造成的症状和体征。一开始表现出烦躁，磨人，不听话爱哭闹，脾气怪，睡眠不安宁（如不易入睡、夜惊、早醒、醒后哭闹），与温度无关的出汗，尤其是夜间睡眠的时候头部出汗，枕部头发脱落。久而久之，可以出现乏力、容易疲倦、耐力差。冬天、晚上是自然界阳气潜藏的时候，人体阳气不密的症状在此时表现得最明显，因此冬天出生，不常晒太阳的婴儿更易出现明显的缺钙症状。

服用一般的补钙药常常会影响孩子的食欲，其中还涉及对钙的吸收差。桂枝加龙骨牡蛎汤本身方药组成上桂枝汤就是调和脾胃的，所以避免了以上两种情况的发生。从物质组成上来说，龙骨、牡蛎两味药物是富含钙质的。在服用时，家长可以把桂枝加龙骨牡蛎片压碎加入婴儿喝的奶或其他辅食当中。

（三）小儿、老人的固尿药

3岁以上的小孩出现尿床，而且伴有多梦，甚而梦而遗尿，平时善惊易恐，个性胆小怕事的可服用桂枝龙骨牡蛎汤。服用时间一般为一日3次，第三次应在晚上临睡前。小儿的这种遗尿显然是由于晚上阳气潜藏不好而妄动，所以多梦；阳气不能很好地固摄阴液，又导致尿液外泄。

有些孩子黑夜恐惧受惊，或是尿床后担心家长的责骂，长期处于过度紧张状态中，每天晚上睡前总要提心吊胆，这些都会影响到人体晚上正常阳气的安静潜藏，可导致孩子遗尿或症状加重，这种情况服用桂枝龙骨牡蛎汤的效果也很好。

人上了年纪，阳气逐渐衰弱，也就比较容易出现一些阳密不固，阴液外泄的症状，如无缘无故地流鼻涕、流口水，流眼泪，或者是小便憋不住，尿频、夜尿多，这种情况服用桂枝加龙骨牡蛎汤也有很好的改善作用。

（四）宁心安神剂

现代社会的节奏常常使我们处于一种紧张、疲劳的状态，各种各样生活工作的压力使得我们，尤其是都市人喘不过气来。紧张的情绪会让人烦躁不安，尤其可以表现在睡眠的障碍，入睡困难，甚至出现彻夜难眠的状况，而睡眠不足更会加重紧张情绪。久而久之，烦躁、失眠、焦虑、疲惫、精神注意力不集中、健忘等症状久久挥之不去，长期困扰着我们，甚至严重影响正常的生活、工作和学习。外面纷纷扰扰的世界常常使得我们无法宁心静气，加上自控能力不足，体内正常的阴阳节律和平衡就会被破坏，阳气开始不正常地浮越起来，所以，我们开始"神经衰弱"起来。桂枝加龙骨牡蛎汤有一个很重要的功能就是收敛潜藏人体的阳气，阳气得到了休整，不至于躁动不安，所以有助于使人心神平静。

（五）固发剂

脱发是一件非常痛苦的事，无论是男人还是女人，尤其是男性进入中年以后，容易出现脱发、秃顶现象，看起来一下老了不止十岁。

适合使用桂枝加龙骨牡蛎汤的脱发人群，其特征主要是用脑过度、精神紧张，压力过大所致的脱发，由于心事重重，思虑过重，导致心阳扰动，阳气躁动，就影响到它正常分布到人体下部、内部进行休息，阳气休息不好，就越虚弱，就越容易躁动，形成恶性循环。阳气不足，阳气的固摄作用减弱，阴液得不到阳气的控制，就会外泄、外漏、脱失或消耗，中医认为"发为血之余"，就是说头发是由血的余气所化，有一种中药叫作"血余炭"，实际上就是健康人的头发经过煅烧以后的炭化物。当阳气虚弱的时候，也会影响到它对头发，这种属阴的血的余气所化的物质的固摄。另外，由于阳气躁动，不能正常向下向内分布，会影响到人精神兴奋，影响到正常的睡眠。而充足的睡眠可以促进毛发正常的新陈代谢，毛发的代谢期主要在晚上，特别是晚上10时到凌晨2时之间，这一段时间睡眠不佳，或者无法入睡的话，则会严重影响到头发的新陈代谢，导致掉头发，头发越来越少。这一类与睡眠障碍有关的脱发，也可以使用桂枝加龙骨牡蛎汤来进行调治。

（六）敛汗药

汗液是人体内正常水液代谢后的产物，它也是属于阴液的一种，而当人体阳气不足，虚弱的时候，它固密阴液的能力下降，这时候会导致出汗增多。手足多汗，甚则汗出如洗，还会出现气短、神疲乏力，喜暖怕冷等阳气不足的状态，同时多半有烦躁、睡眠障碍等阳气无法正常进入身体下部、内部休息而出现的燥扰症状，这时可以使用桂枝加龙骨牡蛎汤调节人体阳气的分布运行，助阳气正常安静和休养，使其充沛。

中医理论认为"阳加于阴谓之汗"，所以出汗时阴阳二者相互合作才能正常完成的一个生理活动，但是当人体阴阳失调的时候，汗液的排泄就会出现异常，也可以出现汗出较多。桂枝加龙骨牡蛎汤具有调和阴阳的作用，所以也能具备敛汗的功效。

☯ 玉屏风散

每个人都生活在自然环境当中，自然环境对人体的生命有重要的影响，这些影响有好也有坏。环境的异常变化都可导致人体发病，这些致病因子都是通过我们体表、口鼻侵入人体的。我们没有办法生活在绝对纯净的环境当中，现代医学告诉我们细菌、病毒无处不在，每时每刻都在接触它们。那在这样一个环境下，为什么能保持健康呢？原来，每个人的身体都有"金钟罩"，这就是敷布在我们体表的阳气所形成的。当体表阳气不够时，这"金钟罩"就有了漏洞，外界的致病因素就会乘虚而入，引起疾病。这时，我们就该好好修复体表的防护罩，这就是玉屏风散的使命啦。

玉屏风散（《丹溪心法》）

防风、黄芪、白术

功效：益气固表止汗

❀ 功效原理

正常人体具有抵御外邪的能力，这主要是依赖分布在人体体表的能量，也就是阳气，这种分布在体表的阳气，中医把它称为卫气，或者叫卫阳，卫气分布在人体体表，抵御一切外在邪气，好像是人体体表的一个天然屏障。

从理论上讲，只要体表的能量，即卫阳，足够强盛，人体就可以做到百病不侵。比如中国武术中有金钟罩、铁布衫的功夫，就是通过循序渐进地用布锤、木锤、铁锤锤击人体表面，使得人体为了抵御外力，不断将能量（卫阳）分布到体表，日积月累的训练下来，使体表能量充沛，从而能够刀枪不入，就好比体表有一金铸之钟覆罩，穿了一件铁质的衣服一般，所以叫金钟罩、铁布衫。一般练习金钟罩、铁布衫功夫这一类硬气功的人，常常需要一些先天条件，比如体质壮实，天生神力等，这也就是要求体内的气、能量非常充沛。而这种经年累月不断捶打体表的锻炼方法实际上就是使体内的能量习惯性地分布到人体体表来。

中医学的发病理论认为自然界有一些不利于我们健康的物质或能量，我们把它称为"邪气"，这些在外的邪气可以通过体表皮肤的间隙（中医学把这种间隙称为"腠理"）侵入到我们体内，这就是为什么天气变冷的时候我们没有及时加衣，就会觉得起鸡皮疙瘩，寒毛都立起来的原因。作为普通人来说，只要体内能量相对充足，且能量能正常分布到体表来，就能够达到抵御外邪的能力，不容易被自然界中不利健康的因素影响，也就不容易生病。

方解

当人体体表卫阳功能不够时，外在体表的卫阳不够，外邪就很容易侵入，所以人很容易反复外感，或者在人体体表的肌肤、鼻腔等容易出现发作性慢性疾病，如荨麻疹、鼻炎、哮喘等。要改变这种情况，就需要增强人体体表的阳气和能量，给我们体表安设一个百邪不侵的屏障，中医名方成药玉屏风散就是针对此而设的。玉屏风散由防风、黄芪、白术三味中药构成，白术、黄芪益气，也就是补充能量，但还需要将这些能量分布到体表去，这就需要防风这一味中药，防风善行善走，遍行周身体表，被称为治风（中医用风邪指代一切外在邪气）之仙药，它不仅能发挥驱除外在邪气的功效（祛风之效），更重要的是它能够使得黄芪随其周卫于身而固护表气，发挥御风之效。攻打（驱）和防守（御）外邪兼顾，如此则外邪去而不再来，能改善患者容易反复外感或者是发作性慢性疾病。古人认为玉是可以用于避邪的，而玉屏风散就是给人体体表设置一个抵御外在病邪的一个玉制屏风。

运用

目前市面有售的主要有两种剂型，一是玉屏风散颗粒，开水冲服，一次5克，每日3次；一是玉屏风口服液，口服，一次10毫升，每日3次。二者功效相差不大，但如果是反复感冒，且在感冒期服用建议使用玉屏风散颗粒，并用开水冲服，温热剂有利于治疗感冒。

玉屏风散适用人群特点：面色较白，憔悴，体质较弱，容易出汗，怕冷，容易感冒，还有一些过敏体质人群。

（一）易反复外感人群的感冒药

玉屏风散主要是用来治疗体表卫阳不足，容易反复感冒的人群。日常生活中常常有些人体质比较虚弱，天气稍微变化就容易感冒，而且服用一般西药感冒药，或者中药汤剂银翘片、桑菊饮等效果也不是很理想，这时应该再服用普通感冒药的基础上，加服玉屏风散。而且在感冒痊愈后，也应坚持在服用1~2周，修复体表的卫阳。

此外，幼儿、老年人或患有营养不良、贫血以及长期患病的人，如果出现感冒，且服用感冒药效果不佳时，也可以加用玉屏风散。

女性月经期抵抗力低下，容易出现感冒，甚至一些女性一到生理期就会出现感冒，这时用一般的感冒药，无法兼顾到经期体质虚弱的状况，而玉屏风散却正好对证。

（二）流感季节的预防剂

现代社会环境污染问题越来越突出，全球气候的变化，使得流行性感冒此起彼伏地出现，甲型H1N1流感、禽流感等，人们常常处于恐慌当中。对于流感而言，预防是非常重要的，玉屏风散可以作为预防流感的保健剂，为每个人的体表都添上一个宝贵的屏风，从而能抵御各种类型流感病毒，使得我们能安全度过流感高峰期。

（三）慢性鼻炎、哮喘、肾小球肾炎等反复发作性疾病的辅助剂

感冒会加重肾小球肾炎病情，或导致已经治好的肾小球肾炎反复，所以一旦患上感冒，一定要积极治疗。但同时，感冒常用的药物中很多都会对肾脏造成损害，肾小球肾炎患者很容易感冒，且因感冒而使病情反复发作。对于肾小球肾炎患者来说，给体表添设一个玉屏风，增强人体抵御外邪的能力尤为重要，有助于减少疾病的发作次数，有利于疾病向好的方向转化。

对于慢性鼻炎、哮喘这一类呼吸系统的慢性疾病来说，对证使用玉屏风散疗效好。人体的皮肤是肺的附属结构，中医有肺在体和皮毛的说法，刚出生的婴儿的皮肤还具备一定的呼吸功能，所以肺组织又被称为凹陷进去的皮肤，增加体表皮肤的能量，提高它的抗邪能力，也就是有助于提高肺系统的抗邪能力，肺开窍于鼻，鼻也是属于肺系统的。所以慢性鼻炎、哮喘的反复发作也是由于肺系统的能量分布不够，抵御外邪能力的不足有关。所以对证服用玉屏风散治疗慢性鼻炎和哮喘会有非常好的疗效。

（四）过敏性皮肤的治疗剂

过敏性皮肤主要是指当皮肤受到各种刺激如化妆品、化学制剂、花粉、某些食品、污染的空气等，导致皮肤出现红肿、发痒、脱皮或者出现皮疹等异常现象。常见的是一些慢性荨麻疹，发作时可以出现全身皮肤痛痒，甚至全身出现大小不等的淡红色风疹块。过敏性皮肤病实际上是人体体表的防御能力不够，所以很多对于普通人而言无害的外在物质，如花粉、灰尘等，对于过敏体质人来说，都是致病源。从中医来看，要彻底治疗这种过敏性皮肤病，就是要增强体表肌肤的屏障，不言而喻，玉屏风散是明智的选择。但由于过敏性皮肤病常常是体质引起的，治疗起来疗程就需要长一些，一般需要坚持服药半年至1年。

（五）脚癣治疗剂

脚癣又名"香港脚"，是真菌引起的皮肤病。非常难以断根，治愈后稍不注意卫生，就有可能再次被感染。由于它是外邪侵袭体表皮肤引起的一种病，所以我们也可以通过玉屏风散，强化脚部皮肤的卫外功能，增强它对真菌的抵抗力而达到彻底治疗的目的。所以可以坚持用玉屏风散的药物（去药店按方抓药，药量要大一些，可抓3倍量），用大量水煲煮取汁，作为泡脚外用，坚持15~20天，效果很好。

☯ 小建中汤

古话说得好，人是铁饭是钢，一顿不吃饿得慌，我们凡人在世，吃饱可是首要的生存问题。消化系统的功能正常对于维持生命，保证身体健康是至关重要的。中医认为脾"掌管人的消化系统"，脾在五行属土，而同属五行的"中央"有着神秘的关联，脾胃功能有被称为"中气"，而小建中汤，就是去提高人体脾胃能量，增强人体消化系统功能的名方。

小建中汤（《伤寒论》）

饴糖、桂枝、芍药、生姜、大枣、炙甘草

功效：温中补虚、和里缓急

❖ 功效原理

阴阳俱不足，是指人体出现阴阳都虚损的情况，阴主要指物质，如血，阳主要指能量，如气。当人体出现气血阴阳都不足的情况下该怎么调治呢？这时单纯用补阳、补阴的方法是不行的，因为阴阳之间是对立斗争的关系，所以补阳必然损伤到阴，补阴必然损伤到阳，尤其在人体阴阳气血都虚损到了刻不容缓的程度，这种单纯补阳、补阴的治疗显然都是不可取的。那到底应该怎么办才好呢？《黄帝内经》告诉我们，要用甘药。了解中医的朋友都知道，甘味入脾，所以用甘药的意思，就是要补脾胃。

那为什么阴阳气血俱虚的情况下，要用补脾胃的方法呢？这与脾胃在五行的属性是有关系的，脾胃在五行是属"土"的，方位上的"中央"也是属土，所以脾胃这样一个人体内的"土"系统，它也居于人体上、中、下三焦中的"中焦"，五脏中的心与肺在它的上面，位于上焦，肝与肾在它的下面，位于下焦，正是由于脾胃居于人体正中，所以位于人体躯体正中的肚脐，中医叫神阙穴，有非常好的补养脾胃的作用。在上焦的心属火，在下焦的肾为水，脾胃位于水火寒热之间及阴、阳之间；在上焦的肺主气，在下焦的肝藏血，脾胃还是位于气、血这一对阴阳关系之间，居于中央，就具有斡旋、调停、化合的作用。所以脾胃具有调和阴阳、气血的作用。那么，就好比说，在人体阴阳气血都虚损的情况下，你补阳、补气，对立的阴、血就不干了，你补阴、补血，对立的阳、气也不干，那这时就请来一个处在中间，不偏不倚的和事佬来斡旋，而脾胃就是这个"和事佬"。

方解

小建中汤是用来治疗气血不足的虚劳疾病的，所以它遵照《黄帝内经》的理论用甘药和补养脾胃的方法。整个方剂的君药、主药是饴糖。饴糖是用糯米磨粉煮熟，加入麦芽，微火煎熬而成。既然是糖，当然味道甘甜，对于胃肠而言，饴糖是非常好消化吸收的，不会增加脾胃负担，为脾胃提供营养，强壮脾胃。古人在寒食节，由于不可以生火煮食，又怕吃一些生冷物，有损脾胃的时候，就吃饴糖，可见它有很好的补养脾胃的作用。脾胃对人体生命来说，非常重要，自古以来人们就将柴、米、油、盐、酱、醋、茶，称为"开门七件事"，中国平民百姓每天为生活而奔波的七件事，而且不论贫贱富贵，从早上开始，一天的生活都离不开这七件东西。而这七件东西，无一不与"吃"有关，与"脾胃"有关。中医认为，人体出生以后，身体所有的能量物质，无论是属阴的，还是属阳，它们的产生源头都来自于脾胃消化饮食物后提供给全身的营养物质，所以补脾胃，就是为我们身体内的能量与物质引来源头活水。不夸张地说，脾胃就是人体阴阳气血的故乡。

再看看小建中汤其余的几味药，桂枝、芍药、生姜、大枣、甘草，这就是被称为中医群方之首——桂枝汤的组成，桂枝汤在中医被认为是"和法"的代表方剂，所谓和即是调和阴阳。那让我们看看这几味药，是如何实现调和阴阳的作用的。桂枝，是桂树的树枝，桂有兴奋、强心的作用，树枝类的药物中医认为，是走四肢、血脉的，所以，桂枝具有强心，加强血液由动脉向四周组织器官输送的作用，这是动脉血的"离心"（由心脏向四周）运动，是向外的运动；白芍能缓急止痛，所以它能松弛肌肉，缓解肌肉痉挛引起的疼痛，而白芍在松弛肌肉的同时，也能够松弛收缩得很紧，血行不畅的静脉，使得静脉血能够顺利回流到心脏，这是一个静脉血的"向心"（由四周向心脏）运动，是向内的运动；所以桂枝和白芍这两味药，一个加强向外，属阳的运动，一个加强向内，属阴的运动，二者合用，具有调和阴阳和气血运行的作用。再看看生姜、大枣，生姜辛辣，散力很强，感冒的时候我们常常会喝碗姜汤，帮助我们把毛孔打开发汗，将风寒散出体外，在《本草纲目》中还有孕妇食姜，令儿歧指的说法，你看看生姜的形态就知道，在一个块茎上不断曝出新芽，长出新的分支，所以它的"散"力是很强大的。而大枣则相反，被认为有甘甜壅滞的特性，我们都知道水果都富含水分，可以榨汁饮用，比如苹果汁、猕猴桃汁等；但新鲜的大枣根本就榨不出汁来，可见它壅滞的能力。有位女性朋友因为大枣补血，所以就天天吃，结果脸色倒是红润，可是月经却没了，出现了闭经，后来让她不要吃红枣了，过了几个月月经自动恢复了正常。民间还有种说法："枣吃多了会上火。"实际上，也是因为大枣导致的气血壅滞，郁而化火引起的。大枣和生姜这两味药，一散一收，也是一对调和阴阳的绝配。

甘草是所有药物当中"甘"味最正的药物，所以在小建中汤中，它能帮助饴糖去补养脾胃。另外甘草又被称为"国老"，也就是"和事

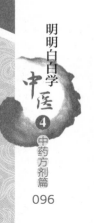

佬"的作用，具有调和药性的作用，所以很多方剂中都会加上一味甘草，无论方剂中药物有属阴、属阳、性寒、性热，矛盾多激烈，它都能够调和好，让大家团结一致，共同治病。所以它能帮助桂枝与白芍、生姜与大枣这两对药物，去调和阴阳。

小建中汤的方名，中指的是居于人体中焦的脾胃，所以"建中"的意思就是加强居于中焦脾胃的"中和"的作用，建立中气，去调和人体阴阳，使化生人体阴阳气血的物质来源充足，治疗人体气血阴阳不足引起的各种虚劳病。

运用

小建中汤在市场药店没有成药出售。可按方去中药店抓药。注意的是饴糖在药店是没有出售的，可以到超市去买麦芽糖替代饴糖，一般大一点的超市都可以买到。先将除麦芽糖外的其他药物，加入3碗水煲煮，因为小建中汤是补药，建议在水沸后，用小火慢慢煲煮，直至煲成一碗水后即可，取汁，加入适量水，再煲煮一次，然后取汁，合并两次的药汁（一天的药量，分两次服用）。吃的时候，加热后加入麦芽糖，等麦芽糖融化后，即可服用。

因为小建中汤常常作为虚弱体质的调养改善剂，所以服药时间常常比较长，天天煲药很是不便，所以也可以一次煲上十天的量，然后加入麦芽糖后，浓缩，熬制成膏，放在冰箱贮藏。需要服用的时候，就取出一些，加入开水融化调匀。

小建中汤适用人群的特点：虚弱体质人群，肤色常偏黄，喜欢吃甜食，疲乏无力，胃口较差，食量较小，面部没有光泽，或是慢性疾病后期出现的消瘦、虚弱、无力、胃口不佳等情况。

（一）儿童虚弱体质的调养剂

儿童身体各器官的形态发育和生理功能都还不成熟、不完善。中医认为小儿为纯阳之体，这并不是指儿童的阳气很旺盛，实际指的儿童的生机很旺盛，生长能力很强，就好比旭日之初升，因此为了满足身体的迅速生长，儿童对营养物质的需要就很迫切，需要量也很大。但是儿童的脾胃功能还不是很成熟和完善，实际上常常无法满足儿童身体生长，化生气血对营养物质的需要，这就是中医所说的小儿是"脾常不足"。再加上儿童在理智和自我节制等方面没有办法和成年人一样，所以他们经常会出现挑食，偏食，好吃零食，喜欢吃的东西就猛吃，不喜欢的一口都不吃，这样饥饱不调，还有一些坏的饮食习惯，比如吃冷饮、甜食无节制等，都会引起儿童脾胃功能的损伤。所以，儿童常会出现厌食、食积（吃一些肚子就胀，整个消化道蠕动缓慢，通常所说的消化不良），甚至还会出现一些消化系统的症状比如腹痛、腹泻等。久而久之，小儿就会面黄肌瘦，无力，容易疲倦。儿童脾胃虚弱，中气化生气血，调和阴阳能力下降，出现气血不足，消化吸收功能障碍，由于阴阳调和能力差，还会出现一些内脏功能失调的症状，也就是西医所说的自主神经功能紊乱症（自主神经是支配、调节内脏功能的）。这时，儿童可以出现比如容易心慌、出汗，甚至焦虑、烦躁等情况。这一类儿童，都可以长期服用小建中汤，它是儿童虚弱体质的最佳调养剂，而且里面加入了麦芽糖，口感也不错，小孩子也能够接受。服用一段时间的小建中汤，相信虚弱的小孩一定会一改旧日瘦弱的豆芽菜形象，变成健康活泼、健壮的小宝贝。

　　另外，小孩比较经常容易得一些过敏性疾病，比如食物过敏、过敏性鼻炎、过敏性哮喘、过敏性湿疹，甚至于很多成年人的过敏性疾病也是在儿童时期留下的病根。西医常常要求患者去找一些过敏原，不要接触过敏原。实际上过敏原并不是关键，为什么对其他人都无害的花粉、鱼虾之类的，对过敏性疾病的患者就有害呢，所以问题的关键就出在自身上，是由于他的体质虚弱了，导致对外界的抵抗力下降。正是因为，小儿"脾常不足"，所以气血生化不足，容易体质虚弱，出现各种过敏性疾病，而我们恰恰又要利用儿童期生长旺盛这样一个特点，通过调养脾胃，促进气血化生，一改虚弱体质，彻底治愈过敏性疾病。所以小建中汤又是儿童过敏性体质极佳的调养剂。由于是体质调养，所以不是一天两天的事，也切不可三天打鱼两天晒网，长期坚持服药是很关键的。

（二）慢性胃痛、腹痛的调治剂

肚脐以上的腹部，中医叫作"大腹"，是脾所掌管的位置。胃痛、腹痛一般与脾胃关系密切，而"慢性"，则说明这个疾病病程比较长，这时脾胃正常机能肯定也受到影响，出现脾胃功能虚弱。这种疼痛并不是很剧烈，常表现隐隐作痛，喜揉喜按，你揉摸一下，就能觉得疼痛缓解，舒服一点，甚至这种疼痛表现为喜暖，你拿个热水袋敷一敷，又觉得好一些，胃痛还常常变现为饥饿的时候疼痛明显，吃点东西下去就觉得舒服一些。这些都说明这种疼痛不是由于有不好的东西堵塞使气血运行受到影响导致不通出现的疼痛。这种疼痛恰恰是因为局部没有得到足够的气血的营养而出现的不舒适，你揉按一下，用热水袋敷一敷，吃点东西到胃里去，都可以暂时调动一些气血运行到疼痛的局部，所以疼痛可以得到缓解。这种慢性胃痛、腹痛实际上是脾胃虚弱，气血不足引起的，应用小建中汤。

由于是虚弱引起的疼痛，所以这种适合使用小建中汤的慢性胃痛、腹痛，常常出现在一些体质瘦弱，体力较差，稍微劳动或运动就气喘吁吁，一贯消化吸收功能较差的人身上，可能有些还是"老胃病"患者。

（三）术后虚弱的营养补充剂

手术对人体会产生很大的创伤，气血消耗得非常大，所以很多人在做完大手术后，都会有一段很长的虚弱期。这时人体气血阴阳都很虚弱，术后常感头晕眼花，耳鸣，体力下降非常明显，手足无力，稍微一动就心慌，出虚汗，有些患者甚至连吃一小碗饭，都会吃得大汗淋漓，头发湿透，甚至动不动就晕倒。患者胃口也很差，吸收功能更是不理想，稍微吃油腻一点，就容易拉肚子，体重下降明显，很难回到手术前的水平。这时候，服用一段时间的小建中汤，有助于人体术后的尽早恢复，也可以避免手术后遗症的发生。尤其是对于进行胃肠手术，比如胃的部分切除术等，小建中汤就更加有服用的必要啦。

此外，一些癌症患者后期出现的极度消瘦，皮包骨头，胃口极差的情况，也可以服用小建中汤来调整，提高患者的生存质量。

（四）排便无力慢性便秘的调整剂

便秘虽然是一个小问题，可是却给人带来不少麻烦，很多人都被便秘折磨过。有些人为了图一时痛快，常常自行去服用一些通便药，比如大黄、番泻叶这一类泻药，牛黄解毒片、三黄片这一类清热解毒药。一开始还真管用，大便还真通了，可是过了一段时间，问题来了。首先是不能停药，一停药就便秘，而且便秘比以前还更严重。慢慢还会发现胃口也不行了，饭量明显减少，整个人没有力气，精神疲乏，腹部还常常隐隐作痛。这实际上就是长期服用泻药或清热解毒药损伤到了人体脾胃的功能，出现脾胃虚弱，气血生化无源，气血不足，虚弱，由于脾胃虚弱，胃肠蠕动减弱，所以便秘比以往更严重，而且排便时会有明显无力感。这一类虚弱型慢性便秘可服用小建中汤，一般服药周期在1~3个月。

另外，在现今这个流行骨感美的时代，很多年轻姑娘为了追求苗条、美丽，常常服用一些减肥药、减肥茶，也很容易损伤脾胃功能，出现习惯性便秘，胃肠消化能力下降，身体虚弱，气色很差，反而失去原有的青春健康的美丽，事后常常懊悔不已。这一类人群，也可以服用小建中汤。

（五）肌肉强壮剂

肌肉与力量象征男人的阳刚，常常让女性觉得安全。在当今的社会里，很多男生都想自己变得高大魁梧，拥有精实健壮的身材。可是事与愿违，在生活中很多男性朋友，拥有的不是肌肉，而是赘肉，拥有的不是强壮，而是瘦弱，那么怎么才能得到这一身壮实的肌肉呢？中医有办法帮助您，中医认为"脾主肌肉"，意思是说，我们人体的肌肉之所以能强壮丰满，有力，主要是依靠饮食所化的营养物质，通过具有中央的脾，输送到四周肌肉，发挥营养作用。可是，有朋友也说了，我也吃得不错，营养也很充分呀，怎么得到的不是肌肉，却是赘肉呢？这里面又有什么奥秘呢？去健身房练过肌肉的朋友就知道，如果锻炼动作速度很快，比如练哑铃的时候，如果迅速地举起哑铃，再迅速地放下，这样基本没有任何锻炼肌肉的作用。科学的锻炼方式应该是慢慢地举起，再慢慢地放下，所以有控制地，缓和地锻炼，才能达到强壮肌肉的目的。这就相当于中医脾胃的中和，控制调节的作用，甘味是脾所主的，甘具有和缓的作用，中医称为"甘缓"，实际上就是体现了脾胃的这种"中和"调控的作用。小建中汤中的桂枝与白芍、大枣与生姜也就是在调动、激发、促进脾胃的这种"中和""调控"的作用。所以有些朋友虽然营养也够了，可是脾胃的中和能力不足，自然无法有效"锻炼"出肌肉来。

一些四肢无力的人群就可以服用小建中汤来调养。有些人确实是手无缚鸡之力，稍稍提一些重物，就会觉得手臂酸痛，1~2天都没有办法恢复；还有些女性朋友，稍微走走路，逛逛街，回到家中就觉得两腿酸痛、无力、疲乏，这些都是小建中汤的适用人群。

（六）慢性腹泻后的虚弱调整剂

慢性痢疾、慢性肠炎引起的反反复复腹泻之后出现的腹中隐隐作痛、食欲减退、疲倦乏力、容易出虚汗等一些虚弱症状，可以服用小建中汤调养，帮助患者重建脾胃中气。

另外，一些慢性病后，比如肺结核痊愈后，出现头晕、心慌、口淡无味、食欲很差、心慌、胸闷，容易出虚汗，稍微一受风寒，就出现咳嗽，而且很难止咳，一咳就是半个月，一个月的，这都是病后没有及时调养出现的虚弱体质，需要服用半年左右小建中汤调养。

（七）再生障碍性贫血的辅助治疗剂

再生障碍性贫血是一种造血障碍性疾病。患者常有头晕、目眩、心悸、乏力、面无血色、面白无华、消瘦、腹中隐隐疼痛、喜按、按后稍稍缓解等一派人体气血不足的表现。我们前面已经提到脾胃是气血的故乡，而造血障碍，就意味着脾胃这一气血生化的源泉出了问题，所以使用小建中汤，能一改患者虚弱，气血不足的状况，而且长期服用可以改善患者造血障碍的根本问题。一般服用2~3个月小建中汤后，患者气血不足的状况可以得到改善，面色、体力都能得到一定程度的恢复，但在这个基础上建议再服用2~3个月巩固疗效。

（八）易冒虚汗体质的调养剂

有些朋友经常容易出现动不动就冒汗，头晕眼花，疲倦乏力，心慌，去医院检查也没什么病，这在中医看来，就是体质虚弱，出虚汗。所谓虚汗，当然是见于一些虚弱体质，是处于比较虚弱的状态出的汗，这种汗与正常散热性的排汗有明显的不同。正常出汗的汗液常常是温热的，因为它在帮助身体排出多余的热量，而且正常的汗摸到手上有些黏黏的，因为它在帮助我们排出一些体内代谢后的垃圾。而虚汗的特点却是凉凉的，摸上去也没有黏黏的感觉，倒像是清水一样，而且还有一点它常常是出汗不止，汗量比较多，严重的甚至像淌水一样。实际上是因为身体过于虚弱，已经控制不住了，导致它无故流出。为什么说"无故"？因为它既不是为了散热，也不是为了排出代谢后的垃圾。注意的是，白天、晚上都有可能冒虚汗。

中医理论认为"阳加于阴为之汗"，所以经常冒虚汗身体的阴阳都会虚损，使用小建中汤肯定有助于改善这种阴阳俱不足，脾胃调和阴阳能力下降的状况。

尤其是一些容易出虚汗的儿童，家长要特别注意，有些儿童在入睡以后就会出冷汗不止。由于处于生长的关键时期，容易出虚汗的虚弱体质儿童必须及时调整，否则很容易错过身体、智力发育的最佳时期，影响他正常的生长发育，甚至影响智力的发育。

参苓白术散

前面我们已经提到过，中医认为掌管人体消化系统功能的是脾，脾本身五行属土，它的生理特性是讨厌湿。其实在日常生活中，我们也有这样的体会，当空气湿度很高的情况，我们常常觉得口里面黏黏的，很不清爽，胃口也不好，严重地还会拉肚子。所以要保养我们的脾胃，除了补养脾气以外，还得祛湿，防止湿气为害。参苓白术散就是为此而设的一首方。

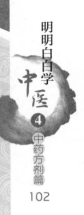

参苓白术散（《太平惠民和剂局方》）

莲子肉、薏苡仁、砂仁、桔梗、白扁豆、茯苓、人参、甘草、白术、山药、大枣

功效：益气健脾、渗湿止泻

功效原理

《素问·脏气法时论》说："脾病者，虚则腹满肠鸣，飧泄，食不化。"《素问·六元正纪大论》又说："湿胜则濡泻。"从上面两条经文我们可以知道，中医学将腹泻，尤其是泻出物中还有未能消化饮食物的泄泻称为飧泄，这与脾胃功能低下有关，也就是中医所说的脾虚。中医所讲的脾与西医学的脾脏并不是一回事。中医的脾实际上指的是人体的消化系统的功能，包括饮食物的消化，营养物质的吸收、运输及糟粕粪便的排泄等。我们人体出生以后，依赖的就是脾的消化系统功能为全身提供营养物质。俗话说得好："人是铁，饭是钢，一顿不吃饿得慌。"为了突出脾在人体出生以后，它对我们生命的关键性作用，中医又把脾称为"后天之本"，后天就是指的人脱离母体，出生以后。当脾虚，脾胃功能低下时，我们没有办法正常地消化饮食物，吸收运输营养精华，这时就会使得粪便中夹杂不消化食物，排便次数增加，出现中医所说的飧泄。

脾本身的生理特性喜燥恶湿，正是由于讨厌湿气，它能将水在人体各个部位均匀分布，濡润机体，又不至于使水湿出现局部或全身潴留，这就是脾主运化水湿的功能。可是当脾虚，脾功能低下时，它运化水湿的能力会下降，可以导致水湿在消化道内潴留，或者是外在湿气的侵入，比如下雨淋湿，吃了过多冰水冷饮，超出了脾胃运化水湿的能力，这些均可导致水湿在消化道内潴留。会导致糟粕粪便中含水量增加，从而出现大便不成形的稀质粪便，或者是水样便的腹泻。

由此可见，脾虚和湿盛是引起腹泻最关键的因素。

🔸 方解

参苓白术散为治脾虚挟湿的泄泻症而设，其牢牢抓住引起腹泻的两个关键因素——脾虚和湿盛。其中应用人参、白术、山药、莲子肉健脾益气，薏苡仁、白扁豆、茯苓等化湿兼以健脾。我们着重介绍一下白术与茯苓这两味药在健脾化湿方面的作用。白术这味药在初夏时开花，在入伏时结果，因此它在自然界空气湿度较高的时候生长最旺盛，所以认为它有非常强大的抵御外湿的作用，而且它入脾经能补益脾气，被认为是"补脾脏气第一要药"。几乎所有补脾方剂中都有用到它。茯苓为多孔菌科寄生植物茯苓的菌核，寄生于松树的根部。唐代诗人李商隐就有"碧松之下茯苓多"的诗句。野生茯苓在雨后生长较快，容易显现出来，所以它的化湿能力很强。此外，茯苓还能健脾益气，在古典名著《红楼梦》中就记载了茯苓霜，用鲜茯苓祛皮，磨浆，晒成白粉，说它"拿人奶和了，每日早起吃一盅，最补人的。没有人奶就用牛奶；再不得就是用滚白水也好。"另外，北京还有一种滋补性传统名点——茯苓饼，是外地人去北京必买的土特产。它就是用茯苓霜和精白面粉做成的薄饼。据说茯苓饼之所以称为北京名点，流传至今，还和慈禧太后有关呢。相传慈禧在香山行宫养病时，遇见香山法海寺的老方丈。这位老方丈已经近百岁高龄了，还无病无痛。老方丈向慈禧太后介绍自己的养生经验时，就提到了这种茯苓制成的白饼子。结果老佛爷非常感兴趣，并把它的制作方法带回宫廷，给御医们探讨，后来被载入太医院"仙方册"中，认为其确实益人，尤其对老人、儿童滋补最好。由此可见，茯苓、白术补益脾胃和化湿的能力都是非常突出的，自然可以用来健脾化湿止泻。

运用

目前市场药店有售的参苓白术散主要剂型为散剂和丸剂，散剂每袋装3克，每日三次，每次一袋。丸剂是水飞丸，一次6克，每日三次。可酌情选用。

适合参苓白术散的人群特点：食欲较差，不想吃东西，易于疲倦，呕吐或腹泻，体型瘦弱或是虚胖。

（一）儿童腹泻良方

几乎每个儿童在成长过程中都不止一次地发生过腹泻，尤其是年龄较小的儿童。小儿腹泻是仅次于呼吸道感染的第二位常见病、多发病。到了每年夏季6~8月更是婴儿腹泻发生的高峰期。这是怎么回事呢？原来小儿脾胃功能虚弱，人体消化系统的发育成熟是需要一段时间的，我们开刚出生的婴儿只能吸食乳汁，没有办法消化半固体、固体食物，所以小儿与成年人比较，其脾胃功能是比较弱的，较易出现脾虚的情况。另外到了夏季6~8月，自然界湿度较高的时候，外在湿气容易侵扰人体，影响脾胃消化系统功能，而小儿脾胃发育尚不成熟，其运化水湿能力也较弱，这时当然就非常容易脾虚湿盛而出现腹泻。这种脾虚湿盛泄泻在小儿泄泻中占有相当大比例。所以针对小儿腹泻，无论是急性腹泻，还是慢性腹泻，只要患儿出现精神较差、疲倦，泄泻物中有未消化食物，均可选用参苓白术散。婴儿可以选用散剂，把它溶解在温水或乳汁中喂食。

（二）儿童厌食症的调理剂

现在很多年轻的爸爸妈妈都很头痛的一件事，就是家里的小孩，不愿意吃东西了，一到吃饭的时候就发呆，拿着小勺在碗里拨来拨去，就是没有多少东西进肚，无论大人们怎么诱哄、威胁甚至打骂都无济于事，有些妈妈说一到吃饭头都大了。这种儿童时期出现的食欲减退或消失，实际上表明机体消化功能紊乱，从中医的角度来说也就是小儿脾虚，所以身体不愿意接受饮食物，去增加脾胃的负担。有些儿童还会出现季节性的厌食症，到了夏季暑湿季节，就变得全然没有食欲了。厌食症若长期发展，可导致患儿营养不良以及各种维生素与微量元素缺乏，严重影响小儿生长发育。给小孩服用一段时间参苓白术散则可明显改变这种状况。以半个月为一疗程，如果条件允许的话，可以服用时间长一些，可服用1~3个月，对于改善小儿体质，促进儿童正常生长都很有好处。

（三）慢性肠炎、肠易激综合征的辅助治疗剂

参苓白术散不仅仅可以应用于小儿。对于成年人的慢性肠炎、肠易激综合征也有很好的疗效。慢性肠炎患者常有消化不良、腹胀、腹痛、腹泻等症状，而且腹泻时间较长，易反复发作，长期下来，患者体型都较为消瘦。这种慢性消化道疾病，从中医角度来看，脾虚的出现则是必然的。此外，这种慢性肠炎患者泄泻物中常夹有黏液物质，这就是中医所说的痰湿的一种表现形式，所以慢性肠炎患者服用参苓白术散能改善脾虚有湿的状况，对于稳定、缓解、治疗疾病很有好处。肠易激综合征是一种胃肠功能紊乱疾病，有些患者一吃东西就出现腹泻，大便呈稀糊状，里面黏液很多，同时常出现腹胀、腹痛等症状，这从中医角度与脾虚湿盛有关，因此也可以选用参苓白术散作为辅助治疗。

☯ 补中益气汤

补中益气汤是中医补益脾胃学派"教主"李东垣所创立的名方，是补益脾胃最给力的方剂之一。

补中益气汤（《脾胃论》）

黄芪、人参、炙甘草、白术、当归、陈皮、升麻、柴胡

功效：补中益气，升阳举陷

功效原理

中医所讲的脾，与现代医学所说的脾脏并不是一回事，中医的脾指的是承担人体消化饮食物，输送营养物质功能的单位，换句话说脾胃就是人体内的食物加工及配送中心。中国几千年来的农业社会，人民都是靠土地吃饭，而脾的这种消化饮食物，输送营养物质功能，维持人体生命的功能，与"土"的作用一致，脾对应到五行是属于"土"，所以又被称为土脏，李东垣"教主"所创立的补益脾胃学派，就又被称为补土派。脾对应的方位五行是中央，脾的能量就叫作"中气"，那么补益脾气，也就叫补益中气，这也是补中益气汤名称的内涵。

脾是怎样完成消化饮食物，输送营养物质这一功能呢？《黄帝内经》告诉我们"饮入于胃，游溢精气……脾气散精，上归于肺"。这段经文说的是饮食物在胃肠道进行消化，营养物质通过脾来输送，而这种输送的特征是什么呢？两个字——"上""散"，且是以上升为主。

后世医家领悟《黄帝内经》对于脾胃功能特征的描述，明确提出了"脾主升清"理论，这是中医理论中非常著名的一个说法。脾气通过升举之力将营养物质输送到人体上部组织器官，包括人体的头面五官。所以当人体"中气"充足，脾的"升清"功能正常，人体，尤其是头面部的眼、耳、口、鼻、脑就能获得充分的营养，也就能耳聪、目明、脑健。

而脾气散精又是怎么回事呢？散，四散的意思。上文提到过，脾对应的方位五行是中央，古人认为中央具有交通四方的重要作用，中国兵法中就有"中原乃兵家必争之地"的说法，这也是由于中原地带居中，交通便利，故有"逐鹿中原"之说。而我们人体当中的脾也具备这样一个交通四旁的作用，它能将营养物质输送到人体的周边四旁，而人体的周边四旁主要是指四肢部，古人也将四肢称为"四末"。中医就有了"脾主四肢"的理论，脾能将营养物质输送到人体的四肢，以维持四肢的正常生理活动，四肢、肌肉的活动能力及肌肉的发达都与脾气散精的作用有密切的关系。这是一种典型的"事在四方，要在中央"的管理运作模式。

一旦脾的能量不足，我们称其为脾气虚（气，简而言之，就是能量）、加工食物的能力下降，人体可以出现食欲不振、腹胀、腹泻等消化系统功能低下的症状、一旦脾的输送营养的功能下降，可以出现疲倦乏力，整个人少气懒言的能量低下的状态、上部头面五官营养不足，也可以出现耳鸣、头晕眼花等症状、将营养输送给四肢的能力也可能下降，可以出现四肢无力、肌肉瘦弱、懒懒不想动等情形。

补中益气汤就是针对这些情况而创立的。让我们来看看它是通过什么药物配伍，实现改善人体内这一加工及配送食物的能力的效果吧。

🏵 方解

补中益气汤中黄芪是主药，黄芪可能很多朋友都熟悉，有些朋友可能都经常用黄芪来煲鸡，来补身子。从它的名称我们都可以知道它的作用，黄，黄色，在五行属土，与脾同属一类，黄色是脾的本色，古代养生家将脾称为"黄婆"，而且黄芪这位药物本身色黄，它与脾有密切的联系，大家都是同盟军；芪，有可写作耆，耆，古代把六十岁以上老者称为耆，具有师长、长者的意思。而最早的药物学著作《神农本草经》中认为黄芪有"补虚"之力，结合起来，也就是说黄芪是补虚药物当中的长者，也就是说它是补药当中的老大，而这种补益力主要作用于脾，所以它有很好的补脾作用。而人参、白术、炙甘草都是用于加强黄芪的补脾的作用。

对于黄芪的品质优劣的判断，很多中药著作都有描述，如"形如箭竿者佳""大而肥润箭直良""体直无分枝，味甜者佳"。从这些描述可以看出，黄芪药效好坏，与它是否笔直向上，形如箭杆有关系，所以古人要用它的升提之力。黄芪又被称为箭芪，它对于脾主升有很大裨益。方中还用了升麻、柴胡这两味也是升提药，《本草纲目》中提到"升麻引阳明清气上行，柴胡引少阳清气上行"，这两味药好比是左右参将一样，加强黄芪升提脾气的作用。

由此可以看出，整个补中益气汤加强脾的能量，同时有助于脾将营养物质向上输布。

运用

补中益气汤，作为一个调理虚损的常用方，如今在一般的药房，我们都能买到成药。目前市场有售的补中益气汤有丸剂，称补中益气丸，有大蜜丸、小蜜丸、水丸等三种，可根据说明书服用；还有口服液，称为补中益气口服液，每支10毫升，每次一支，每日2~3；另外，还有散剂，称为补中益气颗粒。均可酌情选用。

补中益气汤适用于脾虚体质、过度疲劳状态或是大病久病之后，出现面色黄，光泽度欠佳，食不甘味，四肢乏力，头晕眼花，懒得说话，一动就出汗，全身肌肉较为松弛的人群。

（一）低血压患者的首选

很多人都知道高血压和其危害性。但常常忽视低血压，医学上一般认为成人血压低于90/60mmHg，老年人低于100/70 mmH克，就被称为低血压。在健康人群当中，其实有2%~4%的人处于低血压状态，但自己感觉不到任何不适症状，所以很容易被我们忽视。低血压多见于体质瘦弱的女性、老年人以及一些长期的重体力劳动者，而且往往具有家族遗传史，尤其是在西北高原地区，低血压更是一个常见病、多发病。

实际上，相当比例的低血压患者是没有什么明显症状的，只是在体检时偶然发现血压低于正常值。当出现比较典型的症状时，常可感觉精神疲惫、四肢乏力，头晕，头痛，眼花，胸闷，尤其午饭后嗜睡，精神无法集中，容易晕车晕船等。当体位发生变化时，比如早晨起床坐起，较长时间蹲位突然站立等，可出现眼前发黑、头晕，心慌，甚至昏厥，平躺后症状略有减轻，严重患者甚至卧床不起。

这些低血压症状，排除器质性疾病引起的低血压，从中医角度来分析，都是属于年老体弱，体内的脾气不再旺盛，没办法把充足的能量提供给头目导致人体上部头目、心肺等组织器官营养障碍所引起的症状。这时候应用补中益气汤，能够改善人体这种脾虚，无法升提输送营养的状况。补中益气汤具有平稳提压，作用持久，愈后不易复发等特点，且患者服用也无任何不良反应。一般来说，在发作期，可使用补中益气汤煎剂，将症状控制后，再服用成药，如补中益气散或是补中益气口服液，可连续服用1~3个月，并每日记录血压值，待血压稳定升高后，再服用10~20天，以巩固疗效。

（二）无力排便型老年人习惯性便秘的福音

生活中，许多的老年朋友都有习惯性便秘的毛病。拉不出来，给很多人安享晚年的退休生活带来了难言的痛楚。很多老年人感慨，拉出来了，就会觉得一天都舒服，否则一天都不得劲。排除掉器质性疾病引起的便秘，大部分老年人的习惯性便秘，是由年老体衰，脾气虚弱，胃肠功能减退所导致。老年人由于衰老，脾的能量下降，而脾是主管整个消化道机能的，因此，胃肠道运动缓慢，食物残渣在肠内停留过久，水分被过分吸收，使得大便过于干燥，引起排出困难。同时人体在排便时，需要很多肌肉来"使力"，胃肠平滑肌的蠕动、腹肌及膈肌的收缩以及肛门外括约的助力肌等。这些肌肉强健了，功能正常了，才能保证排便的顺畅。从中医理论来看，肌肉也是属于五行体系的"土"，与脾同属一类。在《黄帝内经》中就明确指出"脾主肌肉"，脾能够提供营养物质给肌肉，所以肌肉的强健与功能都与脾的能量是否充沛有密切的关系。而老年人，由于脾的能量低下，可以引起肌肉的松弛、无力，使得胃肠平滑肌的蠕动、腹肌、膈肌、臀大肌的收缩以及肛门外括约肌的收缩与扩张都不得力，这时候自然就容易出现便秘。而对于这种无力排便型老年人习惯性便秘，很多人都依赖泻药，如番泻叶、芦荟、果导片等来解决问题。这些药物虽然能解决燃眉之急，效力快，一吃就拉，但多数情况下，远期疗效不好，会出现停药后便秘加重、药物依赖等副作用，甚至于出现泻药性肠病。因为这些药物，只是在暂时刺激胃肠道蠕动，促使排便，并没有增加脾的能量，反而是过多调动使用本已经不足的脾能量。所以，要从根本上解决这个问题，只能是增强脾能量，提高脾输送营养给肌肉的能力，使得肌肉强健有力起来。补中益气汤显然是可以用于解决这一问题的，一个月为一个疗程，可根据具体情况，增加疗程。

（三）反复发作的口腔溃疡

日常生活当中受口腔溃疡困扰的人很多，病虽不大，痛苦却不小，十分惹人厌烦。口腔溃疡民间一般称之为上火，可是很多情况下，清热泻火药并不见效，仍然反复发作。从现代医学的角度来看，这种反复发作的口腔溃疡通常都是由于口腔黏膜缺乏足够营养代谢，导致免疫机能下降或缺失，而且口腔溃疡频繁发作，和免疫力低下也有一定的关系。从中医学角度来看，这与脾的这种生产、输送营养，尤其是向上部输送营养有关系，口腔本身就是脾在人体体表的"窗户"，中医有"脾开窍于口"的说法，所以这种情形下，使用补中益气汤增强脾的能量以及脾主升清的功能是非常有必要的。当然，并不是所有的口腔溃疡都适合用补中益气汤，那么，什么样的口腔溃疡适合使用补中益气汤呢？一是有反复发作的特点，口腔溃疡此起彼伏，病程长，愈后常易复发；二是服用清火药物无效；三是溃疡面较大，颜色灰白，或者表面被白色假膜覆盖，疮面凹陷，溃疡周围黏膜并不是特别鲜红，应呈淡红色，溃疡收口较慢；四是舌头颜色淡红，舌体比较胖，舌头两边可以看到牙齿的咬痕。一般服用20天即为一个疗程，为了断根，巩固疗效，可酌情服用1~3个疗程。

（四）过敏性鼻炎的调养剂

全世界有九千多万过敏性鼻炎患者，现代医学对这一疾病也缺乏行之有效的治疗方法。由于它是一个慢性反复发作的疾病，患者得长期忍受着过敏性鼻炎的折磨。有些患者每天早晨起来狂打喷嚏，稍微有点小感冒，换季，或是灰尘、花粉刺激，尤其是到了夏天，办公室空调一吹，鼻炎就发作了，打喷嚏、鼻子堵到要靠嘴呼吸，严重的甚至夜里被憋得喘不过来，鼻塞闻不到气味，头疼脑涨、鼻涕邋遢，长期可引起记忆力下降，对生活工作都能造成不小的困扰。有些过敏性鼻炎患者甚至发出"希望有生之年，让我重新回归自由呼吸的感觉"的感慨。从中医的角度来看，鼻等五官需要靠脾输送营养物质，才能维持正常机能，而这种慢性发作的过敏性鼻炎，都是属于中医所说的虚损性疾病，鼻功能障碍的疾病。在过敏性鼻炎的非发作期，使用补中益气汤，有助于脾将更多营养精华输送到鼻腔，增加鼻的机能，减少过敏性鼻炎的发作。本方可配合玉屏风散一起使用，效果更佳。

（五）神经性耳鸣的辅治剂

几乎每个人都有过耳鸣的经历，但多数时候它都是一过性的。而一旦出现持续性的耳鸣，这就是一种疾病状态。适合使用补中益气汤的耳鸣，具有以下一些特点：耳鸣是由于劳累、压力等因素诱发或者加重的，休息后可明显减轻，患者可出现明显疲乏感，食欲不佳，头昏昏沉沉等症状。另外，如果耳鸣耳聋，五官科检查发现耳膜内陷，也可使用补中益气汤作为辅助治疗剂。中医认为"陷者升之"，用升提脾气的方法来辅助治疗这种耳膜内陷的耳鸣、耳聋症也是很有效的。其实，现代医学治疗这一类耳鸣，也主要是采用一些神经营养剂，这和使用补中益气汤，升提脾气，为耳提供更多的能量与营养的治疗思路也是很一致的。一般来说，神经性耳鸣使用补中益气汤，以3周为一疗程，根据具体情况，可使用1~3个疗程。

实际上我们可以看到无论是神经性耳鸣、过敏性鼻炎、反复发作的口腔溃疡也好，这些头面五官疾病，都是一些虚损性、慢性疾病，可使用补中益气汤来进行治疗。通过增强"脾主升清"的能力，为头面五官提供更多的"清"，也就是营养和能量，对于改善和治愈这一类头面五官虚损疾病是非常恰当的。

（六）慢性疲劳综合征的振奋剂

疲劳综合征可以说是现代社会的一个时髦病，也是一种常见的都市病。在国外，慢性疲劳综合征又被称为雅痞症，它与都市工作节奏加快、生活压力增大、社会竞争日趋激烈以及生活无规律等因素密切相关，所以都市人尤其是都市白领阶层更是慢性疲劳综合征患者纠缠的首选对象。患者常常抱怨说，整天有气无力，无精打采，不想动，周身不适，肌肉酸痛，稍稍一动身体就冒虚汗，头痛，容易感冒，整个身体抵抗力下降。另外，还常常伴随有精神方面一些症状，如心烦意乱、失眠、梦多等。补中益气汤能很好地改善"有气无力"的症状。因为这里的"无力"是因为脾胃这个人体材料的加工厂不能够有效地工作了，无法将送进来的原材料合成产品，而机体得不到这些产品的给养，各个部门就都出现了问题。我们前面也提到了"脾主肌肉"，脾不能输送能量和营养给组肉组织，主运动的肌肉不再想运动；脾不能输送能量和营养给身体的防御体系，那么机体保家卫国，防御外邪入侵的战斗力也大大减弱，所以就会出现全身没劲、发热、容易出汗等症状。而补中益气汤能有效逆转这一情况，一般服药时间要稍长一些，建议服用1~3个月，如果精神症状明显，建议与逍遥散一起联合使用。

（七）下垂内脏的托举剂

人类生活在地球上，时时刻刻受到重力作用，而我们人体的内脏组织之所以能保证不下垂，不脱垂，从中医理论来看，与脾的主升提的作用密切相关，所以中医理论说，脾主升清的功能，有助于维持内脏位置的恒定，防止其下垂。当然，脾的这种维持脏器位置恒定的能力，和它主肌肉，为肌肉提供能量和营养的作用有关系。我们知道人体的肌肉系统除了心肌以外，主要是平滑肌和骨骼肌，而我们内脏主要是平滑肌构成的，这些内脏平滑肌及其相关的脂肪等都是由脾来供能，正是由于这些肌肉脂肪作用，才能防止内脏下垂。脾的这种作用，有些显而易见的事实可以支持，人年纪大了，衰老了，我们可以明显发现肌肉松弛，弹性差，并且面部肌肉下垂，这其实就是脾为肌肉供能能力下降，肌肉失去营养和升举力的明证。

常见的内脏下垂有胃下垂、子宫下垂和脱肛（直肠下垂）。胃下垂患者，常常体型廋弱，面容憔悴、易于疲劳，胃口较差，吃完东西很容易胃胀，经常腹泻，腹肌松弛无力。子宫下垂，一般与多孕、多产有关，或者孕期、产期营养跟不上有关。生产过程过度用力消耗，子宫内壁不能良好收缩复原，小产、清宫术等也可以导致子宫脱垂。而脱肛常见于小孩或老年人，老人脾胃已衰，小儿脾气未旺，另外由于脾胃虚弱，排便异常，如反复腹泻可引起直肠自肛门脱出，便后能自行还纳，或者老年人便秘，用力努挣，也可以导致直肠黏膜肛管脱出。无论是胃下垂、子宫下垂还是脱肛，患者都有一个共同的体会，那就是难以名状的重坠感。中医讲"陷者升之"，用补中益气汤升阳举陷的作用，均能有效升提下垂的脏器，而且，我们还可以得到意外之喜，比如提紧面部肌肉，防止皱纹，同时有助于眼部轮廓上提，防止眼袋的形成，甚至于防止乳房下垂，保持乳房的坚挺。一般以30天为一疗程，可根据具体情况选择2~4个疗程。

另外，一些病后、术后恢复期，如果出现明显瘦弱，疲倦乏力、食欲不振、食后腹胀等都可以选用补中益气汤进行调理，有助于患者尽快恢复到健康状态，同时避免一些病后及术后后遗症的出现。一般可服用3个月到半年。

补中益气汤显然是个好方，而且有成药，使用起来十分方便。但是，也不是每个人都适合使用这个方的，本方的适应证关键点在于一个"虚"字。但如果患者体质壮实，或是饮食积滞等情况下就不适合选用该方。另外，高血压患者也慎用，如需使用，也需要在医生指导下应用。

朱砂安神丸

现代生活节奏快，竞争激烈，生存压力大，助长了浮躁之风。这种心气浮躁也会危害健康，对身体产生不良影响。患有焦虑、烦躁、失眠等症的人在现今都市中比比皆是。而朱砂安神丸是中医著名的清心镇静安神药，也可以说它是中医的"安定"。

朱砂安神丸（《内外伤辨惑论》）

朱砂、甘草、黄连、当归、生地黄

功效：镇心安神，清热养血

功效原理

中医有"心主神明"的理论，是指人的精神、意思、思维都由心来掌管。为什么会把人的精神、意思、思维的功能归由心来掌管？这是与心的五行属性有关的。心在五行是属火，相当于自然界中的太阳。就像太阳照亮大地，烛火照亮房间一样，心是人体内的"火"，也能给人体带来光明，有了心，这个人身之火，我们就能思路清晰，准确认识世界和判断事物。这让笔者想起希腊神话中普罗米修斯为人类盗取火种的故事，在天神用泥土创造了人类以后，整个人类社会还处于蒙昧状态，人们不知道该怎样使用他们的身体，也不知道该怎样使用神赐的灵魂。他们视而不见，听而不闻，漫无目的地在大地上走来走去。天神普罗米修斯无私地帮助了人类，从天上盗来火种送给人类，给人类盗来了光明，人类学会了使用火，掌握了各种生产技能，从此，人类不再蒙昧。心主神明的本质就是火性光明，化育神明，使人的精神意识活动清明安定。

在古书中还有一则关于"扁鹊换心"的记载，说的是鲁国的公扈和赵国的齐婴都得了病，同时向扁鹊求治，扁鹊把他们都治好了，然后对他们两个说：我刚给你们俩治好的病，是病邪从外侵入你们的内脏，我用一些药物就治愈了，但是我发现你们俩还有与生俱来的疾病，我现在帮你们治一治，怎么样？这两人吓一跳，就问扁鹊，到底是什么病呀。扁鹊就说："公扈志强气弱，擅长谋虑，但是优柔寡断；而齐婴则正好相反，是志弱气强，所以不擅长谋虑，但是比较果断。如果你们换换心，两个人就都完美啦。"然后扁鹊就让他们俩喝了药，昏迷了三天，给他们做了换心手术。从这个换心术，我们就可以看出中医"心主神明"的认识了，但毕竟这扁鹊换心术到底是真事，还是传说故事，我们已经无法考证。但是，西方社会，一些心脏移植术后患者出现性格变化的报道却与扁鹊换心的故事非常相似。最引起轰动的一个案例，美国一位女戏剧教师做了心脏移植术后，性格发现明显变化，从不喜欢吃炸鸡、喝啤酒的她，术后却喜欢上喝啤酒、吃炸鸡，以往从不喜欢开快车的她，术后却喜欢上了飙车，以往喜欢红色、粉色的她，术后却喜欢上绿色和蓝色，结果一了解才知道，心脏的捐献者是一位青年，而死者就死于飙车，生前喜欢喝啤酒、吃炸鸡，喜欢蓝色和绿色。

心在五行属火，相当于我们身体内的夏季。夏天是地球将头一年秋冬季贮藏在地下的能量、阳气散发得最彻底的时候，所以这时候能量、阳气浮散在地面之上，气候炎热。但是我们知道能量对于生命是宝贵的，所以在夏季这个地球释放能量的时候，就要防止释放得太过，如果释放得太过，天气就会过度炎热，地球就会失去正常的能量贮备，慢慢地球上煤炭、石油能量贮备就会下降，土壤中的肥料也越来越不够了，这样地球上的生物生存就受到影响。所以夏天能量、阳气要释放，但是还要谨防能量、阳气释放太过。我们人体也要比照自然，按照自然规律，所以心也怕"太热"，太热的话，就会心气浮散，整个人出现心烦、心慌心跳等心乱气浮的症状，无法宁心静气。现代研究发现，太阳表面的剧烈活动，会引发地磁活动，在地磁活动的日子里心脏病患者发病或死亡的数字高于地磁宁静期的数字。在夏季，天气如果太过炎热，也就是自然界阳气释放太过，影响到人的心，也会出现心气浮散太过，人们常常汗流浃背（汗为心之液，汗出太过，也表明心气浮散太过），心烦气躁。记得在以往没有空调的时候，每年夏天都会有一段热得睡不着觉的日子，这也是由于心气浮散，心神太过扰动而引起的睡眠障碍。

方解

朱砂安神丸用于治疗心火较盛、阳热浮散太过而出现的心主神明功能失常而引起的各种病。当心火旺盛、阳气浮散，就会导致心脏搏动过快，所以会出现心慌、心跳、心律失常等表现，也会引起心主神明功能的异常，出现神志不宁，心烦、失眠这些表现，就和人在非常炎热的夏季出现的心烦气躁、无法入睡是一样的道理。这种心脏搏动加快、精神情绪的躁动需要消耗更多的物质，心功能产生的最重要的物质基础就是血液，精神、意识、思维活动是以血作为物质基础的。所以当心火过旺，很容易导致心血不足。

朱砂安神丸中的朱砂，古人又把它称为丹砂，是指它颜色赤红，这是五行中火的主色，心在五行也属火，是人体内的火系统，所以朱砂能入心。据古书记载朱砂矿光明外现，所以采矿的人可以据此找到矿脉，得到品质好的朱砂矿。朱砂品质判断的标准，也是以光明莹彻，色不黑暗的为上品，品质最好的朱砂被称为光明砂。由此可见，它五行属火，且在火的光明特性方面表现突出，这使得它能调节心主神明的功效，有助于人的精神意识活动清明安定。朱砂外显赤色，但是内含有汞，汞就是水银，道家认为汞为真水，所以朱砂这种物质就是外为火，内为水，水火性质相反，根据同性相斥，异性相吸的原理，所以朱砂内在的真水能将浮在外的火牢牢地吸向内部。朱砂安神丸中使用朱砂也能吸纳由于心火过旺，浮散于外的阳热。朱砂性寒，也能克制心火过亢，符合《黄帝内经》提出的心"恶热"的生理特性。黄连是众所周知的苦味中药，苦味药物，多性寒，能清热解毒，有些地区给出生几天的婴儿喂一点黄连水，祛胎热，据说这样小孩以后就不会长痱子，身上不长红疹子，这都是利用黄连的苦寒清热的作用。黄连入心经，俗话也说："黄连苦，连心苦。"可见它与心关系密切，能去心火，去心烦。当归、生地黄有补血养血的作用，能补足由于心火亢盛，心功能病理亢奋对心血消耗太过，引起的心血的亏耗。

运用

市场药店有售的朱砂安神丸，主要是丸剂，有大蜜丸和小蜜丸，其中小蜜丸一次9克，大蜜丸一次1丸，每日1~2次。由于朱砂中含汞，所以千万不可以长期服用，尤其是小孩和老年人，以免引起累积性中毒，一次服药周期切不可超过一周。孕妇忌服。

另外，注意的是朱砂不可入汤剂，不可火煅，炮制需要专业操作，所以朱砂安神丸千万不要按方抓药，只可买成药服用。

朱砂安神丸适用人群的特点：体型偏瘦，常表现为头细下身宽，夏季时出汗较多，心烦气躁，不喜欢过夏天。心烦、尿黄、舌红（尤其是舌尖红），睡眠不安、多梦，容易心慌、心跳，手心、足心发热，尤其是晚上的时候。

（一）顽固性失眠的调治剂

朱砂安神丸清心火，收敛心神的效果比较好，但是由于朱砂含汞，过多服用会引起重金属蓄积性中毒，所以一般的失眠都不宜选用。除非是一些顽固性失眠，而且服用各种助眠药效果都不理想的情况下，可选择使用。

一般这种顽固性失眠都是失眠时间比较长，有3~4年以上的病程。心烦，翻来翻去，难以入睡，即使睡着了，也是乱梦纷纭，醒后还清晰记得梦的内容，或者是稍有声音就容易惊醒，睡眠质量非常差，手足心发热出汗，由于睡眠较差，还会出现记忆力下降、头痛、焦虑等症状。当其他药物无效时，可选择服用朱砂安神丸。服用一周后，睡眠状况会得到明显改善，这时就不须再服用朱砂安神丸，可以选择其他的药物，比如天王补心丹等以巩固疗效。

有一些朋友还会经常出现这样的情况，睡着睡着突然像是梦见了什么可怕的东西，很害怕地双手往空中乱抓，或是口里发出咿咿哑哑的声音，或是吓得突然坐了起来，甚至喊叫，心怦怦跳个不停。这都是由于心血不足，心火乘虚而入，出现心气浮乱的表现。如果经常会出现这种情况，可以服用朱砂安神丸，疗程还是控制在一周以内。

（二）梦游症的辅助治疗剂

梦游症是指在睡眠中突然爬起来进行活动，比如讲话，在室内、室外游走，甚至做一些危险的动作，然后又睡下，第二天醒来以后对昨晚发生的事情一无所知，没有一点记忆。适合使用朱砂安神丸的梦游症患者，常常有多梦，睡眠中容易发生突然惊醒。中医把梦游症称为离魂症，正常情况下魂是依附着心神的，受心神支配的，所以中医说"随神往来者，谓之魂"，这时属于心血不足，心神浮散了，魂无所依附，于是出现没有心神支配的无意识的各种各样动作，这些动作由于不是受到心神支配的，所以第二天也就根本不记得。朱砂安神丸有助于补养心血，收敛心神，魂就有所依附，所以有助于梦游症的治疗。

（三）儿童多动症的辅助治疗剂

儿童多动症的全名为儿童注意力缺陷多动障碍。患有此病的小孩常表现好动少静，手足不停抓摸踢踹、没有办法自控，情绪容易激动，烦躁不安，经常大喊大叫，注意力很难集中，上课时左顾右盼，常骚扰其他同学，睡眠较少，梦话多，夜间睡着时容易出汗，一般体型比较消瘦，发育不良，但智力水平还是正常。这也与心火旺盛，心神浮散有关，所以可以使用朱砂安神丸来调理。

（四）女性经期狂躁症的辅助治疗剂

在前面也多次提到女性一生以血为用，很容易出现血虚的状况。每月一次的月经更是一次生理性的出血过程，由于在月经前后，女性的血气状况变化比较大，所以经常很多女性朋友在月经前或月经期容易出现情绪的不稳定。一般不需要进行治疗，做一些情绪疏导、适当的体育锻炼和食物调养就可以。但有些女性在月经前、月经期情绪变化则过于激烈，比如出现失眠、手足心热，心烦躁扰发狂，摔盆砸碗，打骂家人，情绪根本无法自我控制。月经结束后又一切恢复正常。这主要因为经期血虚，心血不足，心火旺盛，无法敛住心神。所以出现情绪不受控制的精神症状，可以使用朱砂安神丸调治。

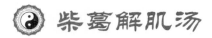

柴葛解肌汤

柴葛解肌汤是明代医家陶华的名著《伤寒六书》所载的一著名方剂。由于适用面广，且疗效颇佳，所以被制成成药，在临床广泛使用。这方剂是用来治疗温热病邪，入侵肌表的外感证。

柴葛解肌汤（《伤寒六书》）

柴胡、葛根、甘草、黄芩、羌活、白芷、白芍、桔梗、生姜、大枣、石膏

功效：解肌清热

功效原理

中医认为外感病邪由表入里侵入机体，病位层次有深浅之别。一般来说，外感病邪侵袭人体为病，要经过皮毛、肌肤、筋脉、六腑、五脏等不同的病位层次。其中皮毛、肌肤、筋脉隶属于表，六腑、五脏隶属于里。所以中医所讲的表证，其病位一般在皮毛、肌肤、筋脉，而里证的病位则主要是在脏腑。而柴葛解肌汤所治的外感表证，其病位在肌表，它是比皮毛更深一层的表。

肌肤是与皮毛相对而言，是表证受邪较深的病位层次，是由脾胃所主。中医认为脾主肌肉，脾与肌肉都是同类的东西，都属于五行当中的"土"一行。凡是脾胃出了状况，比较虚弱的人，它的肌肉体系就会受到影响，严重的甚至出现肌肉松弛，无力，临床一些重症肌无力患者就属于这种情况。在脾胃问题不太严重的情况下，肌肉及肌肉组织内的血管会出现痉挛，从而使得肌肉与肌肉间的间隙变宽，出现肌腠疏松（所谓肌腠，是指肌肉的纹理，也就是肌纤维间的空隙）。这时外在的病邪就会乘虚而入，侵占此处，这就是俗话说的"苍蝇不叮无缝的蛋""柿子专拣软的捏"。外在病邪一旦侵占了肌腠，就使得这一部位气血津液的运行堵塞住了，出现肌腠郁滞不通的状态，导致脾胃通过经络向肌肤输送营养、津液的通路也堵塞了。

在这种情况下，机体会出现哪些不适呢？由于外邪郁于肌腠，使得足阳明胃经受累，经络运行气血不畅，不通则通，会引起足阳明胃经循行路径上的组织出现疼痛症状，由于足阳明胃经在循行过程中经过眼眶下、鼻部、前额等部位，且胃经不能将足够津液输送给这些部位的肌肉

119

组织，所以这些部位的肌肉组织可谓是"又饿又渴"，患者就会出现眼眶痛、头痛、鼻干等症状。同时由于机体主要感受外邪，为温热病邪，堵塞住肌腠，引起肌腠散热障碍，而出现发热症状。

而要清理掉在肌肤的温热病邪，就需要采用中医所称的"解肌"的治疗方法。所谓解肌是调养脾胃，松解肌腠，缓解肌腠郁滞的状况，逐邪外出之意。这也是柴葛解肌汤的命名由来。接下来，就让我们看看柴葛解肌汤是如何完成这一"解肌"任务的吧。

方解

柴葛解肌汤，又称为葛根汤。葛根是全方的核心所在。葛根是野葛的干燥根茎。我们所熟悉的葛粉就是将葛根进行刨丝、清洗、烘干、磨粉等加工程序而提炼出来的。它是足阳明胃经的主药，能摄取脾胃的营养及津液，将它们外输于肌肉，使得人体肌腠得到足够营养和津液，同时也使得足阳明胃经循行经过的肌肉组织得到足够营养和津液。这些肌肉组织得到足够营养与津液后，自然就有能力祛邪外出。同时这些肌肉组织得到营养和津液，也能够舒缓肌腠郁滞的状况，使得郁积的多余热量得到疏散，能达到退热作用。得到了足够营养和津液，也可以缓解肌肉、血管的痉挛收缩，达到"解痉"的作用。柴胡、黄芩、石膏有明显解热、清热作用，针对侵入肌腠的温热邪气。生姜、大枣、甘草调理脾胃。

运用

柴葛解肌汤在市面销售的成药主要有颗粒剂和胶囊剂两种剂型，可据说明书选择服用。

适用于柴葛解肌汤的人群有以下特点：发热、稍稍怕冷，或者怕冷症状不明显，可出现头痛，尤其是前额部位头痛，眼眶痛，鼻腔干燥，口干、咽干或咽痛等症状。

（一）流行性感冒的治疗剂

流行性感冒是常见多发病，是流感病毒引起的，多发于冬季、春季。这种感冒一般发病比较急，症状要比一般的伤风感冒要重，服用一般的感冒药难以见效，头痛、全身疼痛症状难以解除，发热热度较高，甚至是体温为39℃以上，发热周期比较长，或服用退热药退热后又再发。患者如有明显口干，想喝水，鼻干症状，可服用柴葛解肌汤，一般服用3天左右，就能明显好转，患者可根据具体情况，服用一周。

（二）小儿腮腺炎高热的辅助治疗剂

腮腺炎又叫流行性腮腺炎，多发于5~10岁的儿童，是一种病毒感染性疾病，具有传染性。患儿在发病初期出现发热、头痛、周身不适类似感冒症状，1~2天后感觉耳垂下酸痛、肿胀。如果孩子一旦出现一侧或两侧耳垂下，或耳后肿大、疼痛，大人就千万不要大意，及时带患儿去医院就诊。腮腺炎本身并不可怕，可怕的是腮腺炎引起的并发症。腮腺炎病毒如果没有得到及时控制，可向腮腺外蔓延感染，引发睾丸炎、心肌炎、肾炎、脑膜炎等。因此小儿一旦感染流行性腮腺炎病毒，应该趁早和彻底治疗，尽快尽早地将腮腺炎病毒消灭殆尽，防止并发症的出现。从中医理论看，腮腺炎是温热邪气侵扰"腮帮子"所引起。而"腮帮子"是足阳明胃经所经过并掌管的地方，这种温热邪气侵扰脾胃所掌管的肌肉组织，是典型的柴葛解肌汤的适应证。使用柴葛解肌汤作为辅助治疗剂治疗小儿腮腺炎，能迅速达到退热，消肿、止痛功效。

（三）疱疹病毒感染疾病的辅助治疗剂

疱疹病毒是一类具有包膜的病毒，其中最常见的是单纯疱疹病毒。目前对疱疹病毒感染的控制西医尚无特异性有效措施。疱疹病毒能引起人类多种疾病，常见的有口唇性疱疹、疱疹性角膜炎、疱疹性咽峡炎、疱疹性皮肤炎、阴部疱疹。这类疾病发病的共同特点有发热大多为高热，病位有小疱疹或浅表性溃疡，服用抗生素无效。单纯性疱疹病毒多数经皮肤感染，侵袭部位多为肌肉层，属于中医所说的表证肌腠部位。

而且从疱疹病毒致病性质来看，多属中医温热病邪。现代研究也发现柴葛解肌汤有明显抗病毒作用，尤其是对单纯疱疹病毒具有明显抑制的作用，并能防止病毒复制。将柴葛解肌汤作为疱疹病毒感染疾病的辅助治疗剂其疗效是明确的，能平稳退热，防止发热反复。一般情况下，服用2~3天就可以看见明显的效果，可根据患者具体情况，延长服用时间。

（四）视疲劳患者的缓解剂

视疲劳是一种眼科常见病。尤其是现在互联网时代，网虫的增多，无纸化办公等，使得我们的眼睛处于超负荷工作状态，视疲劳出现的频率越来越高了。视疲劳可以出现眼干、眼涩、眼酸胀，视物模糊等，长时间的视疲劳，不但影响到视力问题，还会使得你原来炯炯有神的美丽大眼睛，变得没有神采，使你的魅力大打折扣。

视疲劳与我们不健康用眼和过度用眼有关，长时间用眼，会造成眼部肌肉的紧张。而且我们在全神贯注的时候，常常是眼睛都不眨一下，这种眨眼次数减少，使得滋润眼睛的液体分泌减少，眼睛得不到足够的营养和津液，目窍失于濡润，就很容易视物昏蒙，且不能久视，稍微长时间用眼就容易出现两眼酸胀疼痛。

依照中医理论来看，眼部肌肉，包括上下眼睑，属于"肉轮"，这些肌肉组织显然是归脾掌管的，所有我们完全可以调整脾胃，为"肉轮"提供充分的营养和津液，来达到松弛眼部肌肉，改善眼功能的作用。服用柴葛解肌汤，能改善足阳明胃经为眼部及眼周肌肉输送营养及津液的功能，松弛眼部肌肉，达到缓解视疲劳的效果。服用周期为半个月。

（五）血管性头痛的舒缓剂

血管性头痛是头痛中最多见的一种头痛类型。因为引起这类头痛的原因都来自于血管，故统称为血管源性头痛，根本原因在于血管收缩舒张功能障碍引起。这种头痛的特征是多数有家族史，初次发病多在青春期，头痛呈周期性发作，发作多有诱因，常见的诱因有情绪激动、疲劳或者是女性月经来潮。多数情况下是由于颈内动脉分枝痉挛，引起相应脑组织功能障碍而引发。虽然西医有很多防治血管性头痛的药物，但疗效不确切，而且还有各种副作用，比如引起嗜睡、肥胖、血压升高等。中医方柴葛解肌汤能作用于肌肉系统，松弛动脉平滑肌，舒缓血管痉挛，缓解血管性头痛，有效控制头痛发作，却无明显副作用。柴葛解肌汤作为血管性头痛的舒缓剂服用时以一个月作为一个疗程，可根据具体情况增加疗程。

另外，还有一种常见的头痛，叫作紧张性头痛。发作时，患者有明显的头部紧束感、疼痛感，就好比是孙悟空头上的金箍，唐僧念紧箍咒，则金箍紧缩，孙悟空头痛欲裂。紧张性头痛是由于肌肉异常收缩或引起肌肉系统缺血引起的。这种肌肉系统功能障碍性疾病，更是柴葛解肌汤的强项。葛根解肌生津舒筋，可缓解肌肉紧张。现代药理研究也发现葛根有改善脑循环及舒张平滑肌的作用，服用后，能有效减轻头痛程度、缩短头痛时间、减少头痛发作的次数，甚至可能彻底解除紧张性头痛患者头上的"金箍"。

三叉神经是支配面部的感觉与运动功能的主要脑神经之一。所谓三叉神经痛就是在三叉神经分布区域内出现的阵发性疼痛，疼痛剧烈。患者常描述成疼痛欲死，针刺样疼痛，呈放电状，历时短暂，数秒或数分钟，但反复发作。从中医理论来看，少阳、阳明、太阳经经络在头面部循行正好与三叉神经分布区域吻合。柴葛解肌汤当中羌活清太阳经邪气，柴胡清少阳经邪气，葛根清阳明经邪气，能舒解少阳、阳明、太阳经经络，也就是相当于西医三叉神经。服用柴葛解肌汤，能缓解三叉神经痛引起的头面部疼痛，减少疼痛发作。

（六）面瘫的辅助治疗剂

面瘫被称为"歪歪嘴""吊线风"，它是以面部肌群运动功能障碍为主要特征的一种常见病。面瘫的常见症状有口嘴咀嚼不灵，流涎，患侧眼睑不能闭合，口角歪向健侧，鼻唇沟变平，典型的口眼歪斜，一侧面肌拉动另一侧肌，两侧面肌的对称平衡消失。

引起面瘫的原因主要在于人体面部神经、肌肉组织失去足够营养、津液的滋润濡养，长期下来，导致面部神经、肌肉组织抵抗力下降，所以一旦有外因作用于这些部位，就会出现头面部神经肌肉功能障碍。柴葛解肌汤显然对这种情况很是给力，能明显改善患侧肌肉营养不良状态，使得它能有力与健侧面肌抗衡，从而恢复面部肌肉左右对称平衡。具体使用方法，我们可以在医院针灸治疗的基础上，配合服用柴葛解肌汤。由于疾病急性发作，最好使用水煎剂，并在医生指导下加一些虫类药物，比如蜈蚣、地龙等。服药周期一般为一周，能明显改善口眼歪斜，使得左右额横纹及鼻唇沟对称，人中居中，咀嚼灵活。

☯ 安宫牛黄丸

安宫牛黄丸可谓是中药中的明星产品，在中医界内可谓是无人不知，无人不晓。学过中医的人也都知道它是救命药，它是中医著名的开窍醒神药，是用来使神志昏迷的人恢复意识的。它造价昂贵，记得笔者在读大学的时候，老师就告知在解放初期，大家工资水平普遍十几元的时候，一颗安宫牛黄丸就要120元，当然那时用的是天然牛黄。

安宫牛黄丸（《温病条辨》）

牛黄、郁金、犀角、黄连、朱砂、梅片、麝香、珍珠、山栀子、雄黄、金箔衣、黄芩

功效：清热解毒，开窍醒神

❖ 功效原理

前面已经说了安宫牛黄丸是著名的开窍醒神药，要弄清楚这个药怎么用，就首先得弄清楚什么是"神"。中医是怎么认识这个"神"的。所谓"神"，最粗浅的一层意思，就是指人的精神、意识、思维。而这个"神"是由五脏当中具有君王地位的"心"来掌管的。

心是如何发挥主神明的作用呢？《黄帝内经》告诉我们"所以任物者谓之心"，什么意思？也就是说心具有接受外来信息的作用，心接受了外界信息，并作出正确的判断，给予身体各组织器官正确的指令，那么表现出来的就是人的精神、意识、思维正常。外界信息又是如何传递给心的呢？这就需要依靠官窍，所谓官窍是身体与外界直接相通的器官，窍有孔穴的意思，是人体与外界相连通的门户、窗口，包括有如耳、目、口、鼻、舌等。官窍是体内外信息交换的窗口，是体内外物质交换的门户，同时也是邪气入侵或外出的通道。这些官窍能将体外信息传递给心，为心主神明提供基础。一旦邪气侵扰这些官窍到心的信息通路，导致信息传递受阻，心无法接受外界信息，则精神、意识、思维出现障碍，表现为神昏、烦躁等。

常见的阻挠官窍到心的信息通路的邪气有两种，一是火热邪气，心为火脏（五行属火），它的生理特性是恶热，也就是讨厌热邪，可偏偏热邪最容易侵扰心，影响心主神明的功能，这可真是怕什么来什么。还有一种常见的病邪，就是痰浊，这种污浊邪气最容易导致心浊，影响心的清明，蒙蔽官窍，影响心主神明。

方解

"安宫"用以形容服用该丸药后，能使心"安居其宫"，心为君主，安居于宫殿。显然安宫牛黄丸治疗的是心受邪，功能障碍，不安于宫殿，心主神明功能障碍，患者有精神、意识、思维的障碍。接下来，牛黄是一味名贵中药，也是本方的主药之一。它是黄牛或水牛的胆囊结石，呈卵圆形，颜色像鸡蛋黄，质地细腻而有光泽，非常稀有，价格要高于黄金，所以赝品很多。古人用来辨别牛黄真假的方法是这样的，将牛黄放在舌上，应感觉先苦后甜，清凉透心者为真。这一方法，说明了牛黄入心，能开窍（心开窍于舌），且性凉，能清心。

接下来，让我们看看本方的另外两个主药吧。一是犀角，另一是麝香。犀角是犀牛角，现在犀牛为全球十大最濒危的稀有动物物种，犀角已被禁用，现在临床基本上是用水牛角替代。相传犀角能辨毒，去到

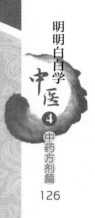

一些虫毒之乡，可以用犀角在饮水、食物当中搅动，如果出现很多白沫，则有毒，不能食用，如果没有白沫，则无毒，可放心食用。不仅能够辨毒，它还能解毒，在古代它被用于解蛇毒、鸩毒、箭毒等。犀角性寒，古人把犀角称之为"倒大黄"。大黄是泻药，能将体内热毒自上向下泻出，而犀角治火毒是从下及上，解毒散热，将心到头面官窍的热毒散出。犀角是猛兽犀牛的攻击利器，因此中医认为"犀角能解一切诸毒"，取其攻击之义，所以犀角尖药效最佳，因为它最为锐利。

麝香，又被称为当门子、脐香、麝脐香。麝是山兽，喜欢吃一些香木芳草，譬如柏叶之类，香气聚于脐，而结成香，这就成了麝香。辛香走窜，自内达外，则毫毛骨节俱开，邪从此而出。一般的香皆生于草木，比如沉香、香草等，而唯独麝香出于精血，是动物药，属于香之神异者也，所以被称为诸香之最。它的香味非常浓烈，穿透性非常强，能透入骨髓，这也是很多伤风止痛膏，用麝香的缘由。辛温香窜，从内透发，因此于经络不所不入，是通关利窍的上品，自然有助于温热痰浊蒙蔽的心神，能起到开窍醒神的作用。

古代用的鼻烟，就利用了麝香这种开窍醒神的功效。鼻烟是在研磨极细的优质烟草中，加入麝香等一些名贵香辛药材，闻鼻烟是依赖麝香及其他辛香物的芬芳之气，达到醒脑提神，驱秽避疫的功效，能开鼻塞、明目、清脑明目。在《红楼梦》第52回，就有这样的描述，晴雯带病补雀金裘，加重病情，头疼得厉害。宝玉便命麝月说："取鼻烟来，给她嗅些，痛打几个喷嚏，就通了关窍。"

古人认为心浊、痰壅、窍闭、神昏的状态，非牛黄、犀角、麝香不能治也。而安宫牛黄丸就是以此三药作为主药的，自然能清热化痰，开窍醒神，使得心安于宫殿。

运用

安宫牛黄丸在市面有售，传统剂型是丸剂。现在市面上还有一些安宫牛黄胶囊，安宫牛黄散，安宫牛黄片等其他剂型，可据说明书选择服用。另外清开灵就是在传统安宫牛黄丸的处方基础上经删减而制成的，市面上有清开灵口服液、颗粒、片剂出售。服药期间不宜食用辛辣、油腻、荤腥之物，孕妇应忌用。如果确实患者体质虚弱，服安宫牛黄丸时可辅以参汤。

适用于安宫牛黄丸人群有以下特点：神志昏迷，牙关紧闭，烦躁，发热、鼻息较粗。

（一）脑出血昏迷的辅助治疗剂

脑出血属于我们通常所说的中风的一种，是患者出现突然晕倒、不省人事，躁动不安，高热，呼吸不匀、肢体抽动的脑血管意外疾病。意识障碍是大脑弥漫性损伤的表现，昏迷时间长了，大脑损伤就会比较严重，接下来出现的语言障碍、半身不遂等都是由于大脑损伤所带来的后遗症。并且中风病急性期会产生毒性病理产物，这些病理产物，会损伤脑神经，对于后期的神经机能恢复大有害处。一方面，安宫牛黄丸能开窍醒神，促使患者意识恢复，对于患者语言能力的恢复很有效果，大多数患者连续服用一周后，语言能力都会得到不同程度的恢复。另一方面，安宫牛黄丸能清热解毒，有助于病理性毒素的尽快清除，有益于患者后期的功能恢复。对于中风患者早期应用安宫牛黄丸开窍醒神，清热解毒，能有效促进患者神志和功能的恢复。大量临床应用表明早期使用安宫牛黄丸，能使意识障碍持续时间明显缩短，病死率明显降低。很多脑出血中风患者得益于安宫牛黄丸，笔者朋友的父亲在外出旅游途中突然出现脑出血，幸好随身行李中备有安宫牛黄丸，立刻用水研碎后灌下去，接着即送往医院。结果连医生都说，幸亏那丸药喂得及时，老爷子恢复得比估计的要好得多。

由于脑出血中风治疗很强调时效性，一般来说能在3~6小时内手术抢救，基本上后期神经功能恢复都会比较理想。服用安宫牛黄丸也是如此，发病后用得越早越好，一般来说在发病后24小时内用上效果最好。服用方法，用温开水化开服用（有条件的话，可以用竹沥水研化，加强化痰作用，效果更好）。如果患者吞咽反射消失，在医院的话，可利用鼻饲的方法灌饲，如果没有鼻饲条件，可将其用温开水化开，用纱布蘸，擦舌（心开窍于舌），达到开窍醒神的效果。

当然，并不是所有的脑出血中风，都适合使用安宫牛黄丸，如果患者出现突然昏倒，不省人事，面白舌青，四肢不温，两手撒开，小便失禁，无任何躁烦表现，则万万不可使用安宫牛黄丸。

（二）脑外伤后神昏的辅助治疗剂

对于一些脑外伤后患者出现烦躁不安，神志不清，语无伦次，狂躁不安的症状，基本属于中医所说的热毒扰心，影响心主神明的功能，都可以服用安宫牛黄丸，能明显使患者烦躁不安减轻，言语减少，并逐渐恢复至神志清楚，语言正常，睡眠安静。

（三）病毒性脑炎神昏的辅助治疗剂

病毒性脑炎临床以高热，神昏，抽搐作为主症，从中医辨证来看，是属于热、风、痰交结，蒙蔽心窍，导致心神不明，出现神志症状，服用安宫牛黄丸能达到退热快，四肢抽搐持续时间缩短，并使得患者尽快恢复吞咽反射，昏迷者清醒早，后期语言功能与肢体运动功能恢复好，后遗症少的效果。

（四）小儿惊厥的辅助治疗剂

惊厥一般多发于婴幼儿，常见的儿科急诊，发病率非常高，大概在5%，也就是100个婴幼儿中会有5个孩子出现惊厥。它是一种脑神经功能紊乱疾病，临床表现为高热，突然全身或局部阵挛性抽搐，肢体僵硬，且有意识障碍，说胡话。如果处理不当，可以导致惊厥反复发作，或是遗留后遗症，影响小儿智力发育和健康，严重地甚至危及生命。在急症处理的时候，可以尽早给患儿服用安宫牛黄丸，清热解毒，开窍醒神，防止热毒损伤神经系统，促使患儿尽早清醒，保护脑神经，防止后遗症的出现。一般3个月以下患儿每次服1/6粒，3个月以上患儿每次服1/3粒，每日3次。

此外，夏季在烈日下曝晒或高温作业，引起中暑，昏迷，也可服用安宫牛黄丸，清解暑热，防止暑热邪气，影响心神。

归脾汤

女性一生以血为用，血液耗损的机会很多。很多女性都会或多或少出现血虚之证。血液的生成是以我们吃进去饮食物消化而成的营养作为物质基础，并在心气的作用下，同化成为红色（赤色属火，心为火脏，二者同属五行的"火"一行）的血液。因而补血要从补养心脾两脏入手，而归脾汤就是通过补养心脾，治疗血虚之证的。

归脾汤（《严氏济生方》）

白术、当归、茯苓、黄芪、龙眼肉、远志、酸枣仁、木香、炙甘草、人参、生姜、大枣

功效：益气补血，健脾养心

功效原理

中医认为血液的生成，与中焦脾胃的功能和上焦心肺的功能，尤其是心的功能关系密切。中焦脾胃消化饮食物，吸收营养物质，为血液的生成提供最基本的物质基础，但是要真正化生称为红色的血液，还需要在心肺的作用下，尤其是心的作用下，才能变化为赤色，也就是红色。赤色，属五行之"火"一行，而心恰恰为人身的"火"这一行，所主色为赤色，所以脾胃吸收的营养物质，还必须通过心的"同化"作用，变为红色的血液，这就是中医的"心生血"的理论。血液与心的关系非常密切，它的运行需要靠心的不停搏动，推动它在血脉中运行到全身各处，发挥血液的营养作用，这就是中医的心主血脉的理论。心血充沛，则人的精神、思维能力也正常，这就是中医的心主神明理论。

当人体血液生成不足，比如一些营养不良引起的贫血；或者是出血耗损，比如妇女月经量过多，血小板减少引起的紫癜（皮下出血，皮下

第三章　中医名方精粹

129

有出血点或斑）；或者是慢性消耗太多，比如思虑太过，过度用脑，就会导致心血耗伤太过，出现心血不足的情况，这时就要考虑从健脾、补心两个方面，促进心血的生成。

方解

归脾汤针对的就是心血不足之证，从健脾、补心两个方面来生血补血，遵循了《黄帝内经》的"心生血"理论。方中的人参、白术、黄芪、茯苓、甘草大补脾胃之气；木香气味芳香，能助脾胃运化。上6味药相互配伍使中焦脾胃能够很好地消化饮食物，吸收营养物质，使得化生血液的物质来源充沛。应用当归、龙眼肉、酸枣仁补心安神，远志宁心安神。在这里，我们突出讲讲龙眼肉这味药物的作用。龙眼肉我们都不陌生，是水果龙眼的干果。我们都知道龙眼壳的颜色是黄土色，这是五行中"土"所主颜色。而脾胃是我们人身的"土"这一行，龙眼肉新鲜时色白，干果时颜色红紫色。色白为五行中"金"所主颜色，红色为五行中"火"所主颜色，而肺在五行属金，心在五行属火，所以，从龙眼肉的应用，就完全符合《黄帝内经》中关于"中焦受气取汁，变化而赤是谓血。"的心生血理论。既考虑到脾胃在血液生成中的作用，同时又兼顾到了心肺的化赤为血的作用。而且龙眼肉多汁，煮出汤汁味厚质稠，色红褐，也与血液属阴液的特点一致。

运用

目前市场有售的归脾汤剂型多种，主要有丸剂、片剂，规格多样，多用温开水或生姜汤送服。水蜜丸1次6克，小蜜丸1次9克，大蜜丸（每丸重9克）1次1丸，均为每日3次。浓缩丸剂，口服1次8~10丸，每日3次。片剂，口服1次4~5片，每日3次。可根据服用习惯选用。

适用于归脾汤的人群特点：体质虚弱，易于疲劳，面色较黄，没有光泽，食欲不佳，睡眠不好，记忆力较差。

（一）血液系统疾病的辅助治疗剂

归脾汤的创建遵循了《黄帝内经》的"心生血"理论，治疗脾胃功能低下，心血不足的各种病。所以对于血液系统的各种病，比如血小板减少性紫癜、缺铁性贫血、白细胞减少症均有明显的治疗效果，能有效改善贫血，迅速升高白细胞和血小板，对于血小板减少引起的皮肤点状、斑状出血有明显治疗作用，还能显著改善鼻、生殖器官、泌尿系统出血症状。对于贫血引起的头晕、耳鸣、记忆力下降等症状均有明显效果。一般以1个月为1个疗程，1~2个疗程后即可治愈或明显好转，服药2周后各种症状就可以明显改善或消失。

（二）放射性疗法及化学疗法副作用的缓解剂

放射性疗法及化学疗法是西医治疗癌症，杀死癌细胞的常规疗法，但是它们在杀死癌细胞的同时，也对身体的正常细胞与正常生理功能有很大损伤，所以实施了放射性疗法及化学疗法后，患者常常出现各种副作用，如食欲下降、体重减轻，全身倦怠，并出现焦虑、失眠的情绪特征，而且还可以出现明显的血中白细胞数目急剧下降。这时服用归脾汤，可以提高人体脾胃功能，使得食欲、体重增加，减轻倦怠感；同时归脾汤还可使得心血滋生，使得心主血脉、心主神明的功能得到改善，从而焦虑、失眠的异常情绪得到改善。另外，它升高血中白细胞数目则更是明显而迅速的。这对于提高癌症患者的生存治疗非常有帮助。

（三）虚弱型精神、神经障碍的调节剂

对易于疲倦的虚弱体质出现的神经衰弱、更年期综合征有较好的调节作用。对于头晕、头痛、头重、走路不稳、精神抑郁或焦虑，失眠等症状均能明显改善。一般以半个月到1个月为1个疗程，服用1~2个疗程后有明显效果。

（四）脑力劳动者的强效补给剂

现代社会脑力劳动者越来越多，工作压力也越来越大，除了考虑

工作本身，还要花大量时间精力去考虑复杂的人际关系，使得现代人用脑过度的情况也越来越多。大脑过度劳累时，脑部血流量就会增加，消耗血液也就增加了。这些脑的思考功能都属于中医心主神明的范畴，也就是说我们通常所说的用脑过度，中医所说的心血过耗。在《射雕英雄传》中桃花岛主黄药师的夫人，就是由于产后本身血虚，再加上一时强记《九阴真经》，耗尽心血，从而香消玉殒。当然，一般情况下，用脑过度并不会立即严重到危及生命，最常见的就是出现情绪问题，如情绪不稳定、动不动就发脾气、沮丧等，严重则会导致焦虑症和抑郁症。此外，长期的用脑过度，还容易引起头晕、耳鸣、思路不清、记忆力明显下降。所以我们现在经常可以听见一些年轻的白领们感叹："脑子越来越不好使了！"而服用归脾汤，可以预防这种用脑过度的情况发生，使我们始终保持在职场的竞争力。

（五）顽固性失眠的治疗剂

适合应用归脾汤的失眠症患者常是脑力劳动者，或者平时虑心很重，长期超负荷的思虑，使他们的心（中医所说的主思考的心）长期处于兴奋紧张状态，过度兴奋与紧张使得他们到了晚上也没有办法安静下来，所以无法顺利入睡，而由于睡眠不好，会导致心血生成更加不足，从而形成恶性循环。而坚持服用归脾汤，有助于改善这类人群的睡眠质量。

（六）多愁善感，体弱多病"林妹妹"的长期保养剂

生活中有些女性朋友，性格内向，敏感多疑，虑心较重，长期如此，必然导致心血暗耗，脾胃功能低下，出现食欲不振，易于疲倦，面色萎黄，失眠，体质虚弱，就像《红楼梦》中所说的"那多愁多病的身"。这类人群可以长期服用归脾汤，有助于改善体质，从一个多愁善感的"林妹妹"变成健康活泼的现代女性。

☯ 四物汤

西医针对贫血、失血的急救处理是输血。而中医却也有自己的办法，针对这种突然失血造成的贫血，那就是调动人体自身的后备血库——肝。肝具有藏血的功能，当人体外周循环血量不足的时候，可以释放肝内贮藏的后备血液，所以在失血不太多的情况下，这种使用自己的血和输入他人血液相比，肯定有无可比拟的好处。而四物汤就是这样一个调动肝中所藏后备血液，使其发挥营养作用，改善机体血虚状况的方剂。

四物汤（《仙授理伤续断秘方》）

当归、川芎、白芍、熟地黄

功效：补血调血

❀ 功效原理

《素问·调经论》说："肝藏血。"《素问·五脏生成》又说："故人卧血归于肝，肝受血而能视，足受血而能步，掌受血而能握，指受血而能摄。"这两条经文论述了肝为人体后备血库这样一个理论，这一理论也被现代医学证实了。现代解剖学发现人体肝脏都是由一个被称为"肝血窦"的结构单位构成的，里面藏有丰富的血液，整个肝脏系统包括静脉系统可贮存全身血容量的55%。我们平时在切猪肝时都可以看见流出红褐色黏液，这也充分说明了肝藏血的事实。民间常说吃猪肝补血，给一些贫血或失血的人煮猪肝瘦肉汤作为食补，就是应用了肝藏血的理论。

那么肝藏血的作用是什么呢？《素问·五脏生成》中指出"人卧血归于肝"，也就是说人在安静休息的状态下，暂时用不上的血液就要流

第三章　中医名方精粹

133

入肝脏这一后备的血库贮藏起来，著名《黄帝内经》的注家王冰更是明确指出："肝藏血……人动则血运于诸经，人静则血归于肝脏。"这就说明当外周需要一定的血液以提供正常功能需要时，比如人体运动或情绪激动时，血液可以从它的后备血库中释放出来，运行于血脉，循行于周身，发挥它的作用。据现代研究发现，人静卧时，人体的肝脏可增加25%的血流，正常人一旦急需血液时，肝脏至少可提供1000~2000毫升血液，以保证足够的心排出量。

当人体出现血虚的状况，那应该怎么办呢？首先需要说明的是中医所说的血虚和西医学所讲的贫血是不完全一样的概念。所谓贫血主要指血中血红蛋白含量、红细胞数量的下降等。而中医并没有应用显微镜技术，它没有办法对血中红细胞、血红蛋白进行计数，所以它所指的血虚，主要是指外周的组织器官没有得到足够的血液，从而呈现出虚弱不足的一系列症状，比如头部没有得到充足的血液滋养而出现眩晕、眼花，眼睛干涩，视力下降；心脑没有得到足够的血液，而影响到思考与记忆力，出现反应迟钝、健忘等症状；四肢末端没有得到足够的血液滋养，可以出现肢体的麻木，指甲变淡、变脆等症状。在中医判定的很多血虚的状况下，用西医学的检测手段来看，并不贫血，但实际上此时患者已有或多或少的身体不适感了。好了，我们还是回到问题的本身，当中医判断一个患者处于血虚时，它该如何进行调治呢？我们都知道，中医并没有像西医那样能够直接输血，血细胞本身的生成也是需要一定周期，所以中医的做法其实是利用人体本身。人体是自然造物所化，奥妙无穷，它本身就带有后备血库，以备不时之需。所以这时只需要开启肝这一血库，将血液运行到它该去的地方，运行到需要它的组织器官，以发挥血液的滋养作用，纠正血虚的各种症状，改善并治愈身体的各种不适感。

方解

四物汤是治疗血虚的基本方。四物汤是由当归、川芎、白芍、熟地黄四味药组成，其中尤以当归、熟地黄为主药。当归这味药很多主妇都很熟悉，家里有时拿它来煲汤，民间都认为它有很好的补血作用，大家熟悉的保健品"太太补血口服液"中就有它。但实际上当归的生血能力非常不足，但它确实可以纠正人体的血虚状况，这是为什么呢？接触过当归的朋友都知道，当归的气味非常浓烈，隔着老远就能闻到，这种能将自己的气味发散得这么强烈，说明它的走散之力特别强大，而相对补益的能力就有限了，所以古代本草明确地指出："当归过于辛温，行血之功有余，生血之功不足。"所以当归能纠正血虚症状，最关键之处就在于它能行血，引血归其当归之处，当身体某个部位缺乏足够血液滋养了，当归则能引血归于此处，这也是当归这味药药名所要揭示的关键。此外，台湾的一位中医师皮沙士先生更是说出当归是让我们身体内后备血库在碰到紧急情况放出贮藏血液的关键的"钥匙"，有了这把钥匙，我们在遇到突然失血，血虚的情况下，就能让我们借出身体的后备血库中所藏的血液，并将血液运行到最需要它的地方，去修复身体因为血虚而出现的各种损伤。

那是不是四物汤其实不能生血呢？不是这样的，四物汤的生血作用主要依靠一味药——熟地黄。熟地黄这味药我们应用的是地黄的地下根茎，地黄地下根茎比较发达粗壮，地上部分相对比较小，它能够把全身的精华大多数都转化成地下胖胖的根茎了。另外，据古代本草书记载，地黄能够吸收土地精华，凡是种过地黄的土地，土就会焦枯，要经过十年的修复，这片土地才会"转甜"，也就是说，只有十年后，这片土地才可以重新用来种植地黄。所以这味药物又被称为"地髓"，这个名字取得很有趣，说明地黄得到自然精华，所以地黄可以用来填补肾精，而肾中所藏精华与肝中所藏血，可以相互转化，在肝血不足的情况下，肾精可以化为肝血。由此我们可以看出四物汤内当归将肝中所藏血拿来使用了，同时有依赖熟地黄化生肾精，转化肝血，弥补后备血库的不足。

运用

目前市场药店基本没有四物汤的成药出售，但由于它组成简单，大家可以自己在家煲煮，或是请药店代煎，制成真空包装的袋装中药，放在冰柜中保存，需要时则用微波炉加热，或开水加热后服用。笔者在台湾时就看见各个中医诊所均有出售这种一袋袋真空包装的四物汤。

如果自己有空能亲自煲煮四物汤，建议在煎药的水里加入适当米酒，隔水炖煮1个小时服用。米酒的作用在于加强当归的行血、引血之力。

适用于四物汤的人群特点：体质虚弱，面色较黄，没有光泽，或者近期有失血史或是女性生理期结束后。

（一）女性调经佳品

四物汤有很好的调经作用。从初潮、经期、生产到更年期，女人一生有2/3的时间要与月经为伍，女性月水是由血所化，女性生殖器官子宫，也依赖于血液的滋润和营养。四物汤作为补血基本方，对于保养子宫，改善子宫机能很有益处，自然就能调理女性月经。坚持服用，对于女性月经无论是推迟、提前、经量增多、减少及痛经都有很好的调整作用。现代女性由于平时工作压力大，经期调理做得不够好，经常会出现各种各样的月经问题，严重地还会影响到正常的工作，而服用了四物汤，就好比给自己请了一位贴身的生殖系统护理专家，从此不再需要担心经期的各种问题了。坚持服用四物汤还可以预防子宫肌瘤、卵巢囊肿的发生，并可延缓女性生殖系统的衰老。

（二）女性美颜佳品

面若桃花是每个爱美的女人共同的追求，好的气色取决于充沛的气血。中医认为，女性的生理特点是有余于气，不足于血。每个正常女性一生都要经历经、孕、产、乳各个阶段。每月月经来潮，易耗血伤气；孕期阴血聚于胞宫以养胎，相对气血不足；生产过程中又极易耗伤气血；产后乳汁的分泌又是血液所化生，所以补血对于维持女性容颜美丽不衰至关重要。台湾女性非常推崇四物汤的养血美颜的效果。在女性生理期结束后，服3~5天四物汤，确实有助于缓解身体生理性失血所带来的虚弱。而且，长期服用四物汤的女性，可以面色红润有光泽，皮肤光滑细腻。四物汤还可以改善整个血液循环状态，所以能预防色素沉着，防止黄褐斑、老年斑的出现。从年轻时一直坚持服用的话，即使到了老年时皮肤也不易老化。如果你想告别黄脸婆的称号，摇身变为桃花美人的话，那么从现在就开始服用四物汤吧。

另外，长期服用四物汤，对于保持头发光泽也很有益处。中医认为发为血之余，头发是要靠血液提供营养才能保持光泽，所以长期服用四物汤不仅可以气色变好，还可以防止头发分叉、枯黄，使你真的能保持乌发如云的状态。

（三）外伤、术后或慢性出血症后的调理剂

四物汤最早就是记载于《仙授理伤续断秘方》这本中医外科学著作当中，很显然它在外伤出血后经常要使用，用于调理修复机体。所以，如果在外伤出血、各种外科手术后、人流术后，或是一些如消化道溃疡、痔疮出血后，均可服用一段时间四物汤，以弥补血液的丢失。服用时间可根据失血量及身体不适程度酌情调整，一般以7~10天为宜。

☯ 逍遥散（附：丹栀逍遥散）

逍遥散是中医名方，也是近年来在民间比较流行的中成药。听这名字你就知道，吃了这个药，你就能没烦没恼，快活似神仙，好不逍遥。这不由让人想到魏晋名士，衣襟开敞，衣袖宽大的袍衫，袒胸露怀，无拘无束，超尘脱俗的逍遥。而中医名方逍遥散就是帮助我们身体、精神处于一种畅快的状态，而要达到这样一个状况，我们生命的生机就必须条达。

逍遥散（《太平惠民和剂局方》）
柴胡、当归、白芍、白术、茯苓、炙甘草、煨姜、薄荷
功效：调和肝脾、疏肝解郁、养血健脾

丹栀逍遥散（《女科撮要》）

柴胡、当归、白芍、白术、茯苓、炙甘草、薄荷、煨姜、牡丹皮、栀子

功效：疏肝清热、养血健脾

✿ 功效原理

《素问·五常政大论》说："发生之纪，是谓启陈，土疏泄，苍气达，阳和布化，阴气乃随，生气淳化，万物以荣。其化生，其气美，其政散，其令条舒……其色青黄白，其味酸甘辛，其象春，其经足厥阴少阳……"

为了帮助大家理解这一段条文，了解中医的疏泄理论，我们先对这段经文中涉及的中国传统文化中五行学说的相关知识做一下说明。自然界的春天、木，人体的肝、胆都是属于五行当中的"木"行，中医学理论五行学说将它们归为同类；自然界的土、人体的脾、肌肉都是属于五行当中的"土"行，中医学理论五行学说将它们归为同类。

"发生之纪"，即是指的春季，春季是一年的起始，二十四节气当中第一个就是"立春"。冬季是封藏其的季节，有些植物在前一年的冬季，其地上部分枯萎，但是地下根系仍然存活着，所以到了第二年春临大地的时候，这些植物还可重新生长，这就是"启陈"，也就是将过去暂停的事重新启动的意思。那自然界的"启陈"是如何发生的呢？《黄帝内经》告诉我们："土疏泄，苍气达，阳和布化，阴气乃随。"首先，"土疏泄"，"疏"是指开通、分散、稀疏，"泄"是指疏通、排出、流出、泄漏的意思。疏泄是肝的功能，也就是人体中五行的"木"系统所掌管的功能，中医有肝主疏泄的说法。这里指的在春季（春在五行也是属木的）的生气作用，也就是说春天"木气"动了。土质开始疏松了。土质疏松以后就会"苍气达"。苍是青色，是五行中"木"所主的颜色。所以就是说春天"木气"动，土质疏松后，木气可以透土而

出，木气可以向上升展，植物的地上部分就开始生长。这时无论是属阳的能量，还是属阴的物质都可以顺利地进行运输，肥料、水分、氧气都可以非常顺畅地从地下根部输送到地上。这就是条文中所说的"阳和布化，阴气乃随"，这时树木就可以生枝长叶，开花结果。

我们前面也多次强调了，中医学秉承传统哲学的"天人相应"理论，人体与自然都是按照、借助对自然的观察来认识人体的。所以上面一段对自然的观察，落实到人体的话，就是在说，肝的生气、肝气的动，有助于脾胃消化饮食物，同样脾土的功能正常，对于肝气的升达也有重要的作用。因为只有"土疏泄"，才有助于"苍气达"。

为了更好理解木与土之间的这种关系，我们还是举自然界的一些例子吧。有过农村生活经历的朋友都知道，初春，为了使农作物生长良好，我们常常需要耕地、松土。这样能帮助水分入渗，防止土壤板结，增加土壤的通透性，使它能松散透气，同时地表有一个松土层的话，能阻止土壤水分蒸发，防止水肥流失，有效加快作物对营养物质和水分的吸收。对于一些非常黏重、板结的土壤，我们松土还要有一定的深度，常常需要5~20厘米，为农作物创造一个光照、养分、水分较好的生存环境。这就是"土疏泄"对于"木"的重要作用。

有些朋友可能从没去过农村，不了解松土、耕地这些农事活动。其实我们可以想想小时候可能听过或读过的一个故事，说蚯蚓是农民伯伯的好朋友。为什么呢？因为它是松土行家，它以土为家，每天在土壤钻上钻下，使土壤疏松，这样空气和水分可以更多地深入土中，有利于植物生长。前一段时间，笔者还在网上看到一则新闻，标题是：难觅蚯蚓松土，作物生长缓慢，里面就提到"土壤生物如泥鳅、蚯蚓等少了，土壤因板结由'活土'变成'死土'"。这也充分说明了土质疏松对农作物的作用。

木气动不仅能使土疏松，实际上《黄帝内经》条文，还告诉我们，木气通达的情况下，还能使能量（阳）与物质（阴）能顺畅地运行与输布，落实到人体，指的就是说肝能够使我们体内的气（能量）、血（物质）、津液（体内正常的水液，物质）能够运行与输布顺畅。

这个道理，我们一样可以在自然界现象中观察得到，细心观察的朋友会发现，环卫工人每年都会给城市绿化树修枝，砍去很多枝干、树叶。这是为什么呢？原来树木的发枝能力非常强，尤其是南方一些四季常绿树。如果不进行修剪，树冠会很快变得密不透风，阳光难以穿透，树木就不能得到充分光照，也得不到雨露的滋养。所以保持树木枝条的"疏松"，是保证树木得到充分阳光、养料的重要条件，就像俗话所说："小树不修叉，就长不成参天大树。"

比照自然，中医学认为，我们人体内的肝具有激发、促进脾胃消化运动顺畅，气、血、津液运行顺畅的作用，这就是肝司疏泄。

方解

逍遥散是针对肝司疏泄功能失常，肝失疏泄而设的方剂。丹栀逍遥散则是在逍遥散的基础上加上牡丹皮、栀子两味药，是逍遥散的加减方。方中的白术、茯苓是用来调整脾胃功能的，是中医经典的健脾药物。健脾的作用有两个：一是肝失疏泄的时候，无法正常激发和促进脾胃的消化运动，必然会导致脾胃功能低下，所以要补脾；二是就我们前面所说的，"土疏泄"才有助于"苍气达"，所以脾胃消化功能正常、健旺，也能促进肝的疏泄功能正常起来。柴胡的作用就像我们前面在讲小柴胡汤中所说的一样，这味药得到自然界初春的生气，能使得"木气动"，其形态上可以发现内部有很多类网状纹孔，有"疏松"的特点，所以它是中药中最有名的疏肝药，也就是说它能促进肝司疏泄的作用。而当归这味药，在讲到四物汤的时候，我们也提到过，当归能将肝脏中贮藏的血液释放出来，并把它运送到血液当归之处，也就是进入血液循环，输送到缺血的组织器官去。白芍这味药，有非常明显的缓解肌肉痉挛，止痛的作用，我们在前文已经提到，肌肉在五行是属土，与脾是同类，中医认为脾主肌肉，肌肉痉挛出现的疼痛，实际上是体内"土"系统不够"疏泄"。很多朋友都有过"抽筋"的经历，发作时疼痛难忍，尤其是半夜抽筋时往往把人痛醒，这其实就是肌肉痉挛。在发作时，你可以摸到那块肌肉僵硬，甚至坚硬如石，就像自然界中土壤板结一样，这实际上也是肝失疏泄的一种表现。而白芍能使肌肉松弛，达到止痛的作用，也就是说它能促进肝的疏泄功能。我们再进一步分析，白芍不仅仅能松弛骨骼肌，还能松弛内脏的平滑肌，对内脏平滑肌引起的疼痛如腹痛，也有止痛的作用。平滑肌痉挛还容易导致血流不畅，而白芍在松弛平滑肌的时候，其实还能使肌肉附近的大静脉也松弛，这样在静脉中瘀结不通的静脉血，可以被疏通。所以，我们了解到当归、芍药都具有促进血液在身体内血液的正常输布和不郁结的作用。所以逍遥散疏肝的作用主要体现在促进脾胃消化功能、肌肉的运动正常以及血液的正常输布方面。

丹栀逍遥散中的牡丹皮、栀子都是清热药。肝失疏泄后，气、血液等运行不畅，在体内郁结，能量与物质在局部蓄积，原本不断运动的，变成运动缓慢，甚至停滞，日久，原有的动能就会转化成为热能，这就是中医所说的"郁而化火"。所以肝失疏泄日久，容易出现烦躁易怒、面赤口干等热证。

再让我们看看方名，提到"逍遥"二字，不由就让人想到庄子的《逍遥游》，全篇倡导人们应摆脱功名等各种束缚，去没有任何束缚地、自由自在地活动的境界，这也庄子所倡导与追求的人生最高境界。所谓"逍遥"就是自由自在，优游自得的样子。所以，之所以叫逍遥散这个名字，是因为这个方剂能够使人体的脾胃运动、气、血的运行祛除束缚，能够优游自得的顺畅运行。"逍遥"，又是指心情开朗，快活似神仙的意思，所以逍遥散还能使人保持心情的舒畅。我们都知道，人们运动后常能体验到愉悦之感，而逍遥散能使人体的脾胃运动、气、血的运行保持顺畅，自然也能让人有愉悦之感。这也就是说，其实肝司疏泄的功能，还可以通过调节气、血等能量与物质的顺畅运行，去调节人体的情绪，使人心情舒畅，不郁闷。而逍遥散的名字，也充分说明了这个方剂疏肝，调节情绪的能力非常强。

运用

逍遥散、丹栀逍遥散在市场都有售成药，剂型主要是丸剂。逍遥丸有水丸、蜜丸、浓缩丸三种，均口服。其中水丸，一次6~9克，每日1~2

次。浓缩丸，一次8丸，每日3次；蜜丸一次9克，每日2次。丹栀逍遥丸，为水丸，口服，一次6~9克，每日2次。

逍遥散适用人群特点：性格内向敏感，或是平时凡事隐忍的好好先生，多疑善虑，常常不自主地叹气，易出现抽筋、胁痛或胁胀，尤以左侧明显，女性月经前常出现乳房胀痛，甚至有块，月经常有血块。

丹栀逍遥散适用人群特点：左脸颊经常发红、发热，脾气急躁，神情焦虑，心烦易怒，口苦，大便干结，舌边较红，女性月经量多、延期。

逍遥散、丹栀逍遥散多用于女性。逍遥散主要的作用除了促进脾胃的消化功能外，最重要的是用于促进血液的运行顺畅。中医理论认为，男为阳，女为阴，男子以气为用，女子以血为用。而且中医还有"女子以肝为先天"的说法，所以此方多用于女性，但是男性只要对证，也一样可以服用。

（一）胃胀、胃痛的调治剂

很多患有胃病的朋友都可能有过这样的体会，当精神压力很大，或是有些负面情绪，如紧张、焦虑、生气、忧郁和情绪不稳定的时候，就会导致胃病发作，出现胃痛、胃胀、嗳气、反酸，甚至恶心、呕吐等症状；还有些朋友可能不会出现明显的胃痛，表现为胃部闷闷胀胀，吃完东西后更明显，容易出现打嗝，不过每次打完嗝后，就会感到胀闷不适的症状减轻一些。显然这种胃胀、胃痛是由于胃肠运动不顺畅引起的。打嗝显然属于身体的一种"自救"行为，身体试图激发与顺畅胃肠的运动，但显然这种力量是有限的，所以仅仅在打完嗝较短的时间内胃胀会得到缓解，但很快又恢复原状了。实际上，这一类的患者还常常出现放屁较多，道理和打嗝一样，也都是身体的一种"自救"行为。再考虑这一类患者胃病发作原因，与情绪不舒畅有关，显然是肝司疏泄的功能不足引起的。可以出现情绪因素导致发作的胃病，常见的有慢性浅表性胃炎、慢性萎缩性胃炎、胆汁反流性胃炎、胃溃疡、十二指肠球部溃疡等。患者可以服用逍遥丸进行调理，对于有焦虑情绪特征的患者，可服用丹栀逍遥丸。由于胃病多为慢性疾病，所以服药时间要稍长，即便长时间没有发作，也不可以停药，一般需要坚持3~6个月时间。在服药期间，患者还是要尽量保持心情愉快平稳，避免紧张焦虑，才能稳定疗效而不使病情反复。

另外，值得注意的是，胃病很容易影响人的情绪，让人沮丧提不起劲来。研究表明：非情绪因素导致的慢性胃病患者出现经常焦虑和抑郁症的概率比一般人高出三倍以上。所以，建议慢性胃病患者都应该坚持服用一段时间逍遥散，既对脾胃功能有益，又能防止肝失疏泄导致的情绪抑郁。

（二）胁痛、腹痛的调治剂

逍遥散可以用来治疗胁痛和腹痛。中医认为胁部，尤其是左胁部是肝胆所主的位置，腹部是脾所主的位置，中医认为不通则痛，所以疼痛表明气血运行不通畅。逍遥散本身就是用来调理肝脾二脏，用来促进气血运行，所以对于胁痛、腹痛都有治疗效果。但是建议还是先去医院，排查了腹部各种脏器疾患的基础上，再使用逍遥散。如果胁痛、腹痛伴随有些情绪不舒，患者常不由自主叹气，使用逍遥散效果更佳。

（三）帕金森病的辅助治疗剂

帕金森病的患者常常由于局部肌肉僵直会引起疼痛，可以表现为头痛、腰痛、肩颈、四肢等部位的疼痛，而且由于疼痛还经常影响患者的情绪。这种由于局部肌肉紧张疼痛，可以通过拉伸肌肉的方法来止痛，把局部疼痛的肌肉逐块逐块地拉松，拉完即时可缓解疼痛，但效果不能保持很久。这种肌肉僵硬，就是"土不疏泄"，所以可以通过服用逍遥散来改善症状。而且，逍遥散还有助于患者保持心情愉快。

此外，对一些经常容易出现抽筋的朋友，除了使用补钙产品外，建议您也可以服用逍遥散。

（四）女性经前情绪障碍的调理剂

很多女性在月经前或月经期容易出现情绪波动，这是众所周知的事实。很多先生们与男朋友们都深受其害，在这个时期都小心翼翼地伺候，所以有人把女性月经快来了，称作"又快倒霉了"，倒是蛮贴切

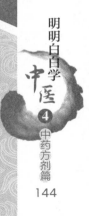

的。实际上有90%左右的妇女在月经来潮前，身体或者精神上都会有不适感，只是有些轻微，有些症状比较严重。有些女性在月经前可以有明显乳房胀感和触痛感，情绪不稳定，多疑，动不动就掉眼泪，注意力也不易集中；有些则表现为焦躁，易怒，动不动就发脾气，典型的老虎屁股摸不得。

女性经前的这些异常变化，实际上都是由于女性本身的生理特点决定的。女性的经血实际上每个月都需要新鲜的血液汇聚到子宫，去营养子宫，这些血液排泄后，重新开始又有新的血液汇聚于子宫。每个月的月经来潮前，是子宫血液最盈满的时候，所以很多女性在月经来潮前，都可以看到下腹部膨满，同时下腹部有胀满感。中医理论认为，经血的排出依赖的是肝的疏泄功能，因此在每个月月经来潮前，子宫血液最盈满，也就是生理上血液运行最不通畅，血行最不"疏泄"的时候，所以这时服用逍遥散类方，促进肝司疏泄的功能，有助于改善血行的不"疏泄"所引发的情绪及生理上的不适。建议在生理期前7~10天开始服用，直至月经来潮。对于抑郁性的情绪变化的女性建议服用逍遥散，如果是焦虑易怒性情绪变化的女性建议服用丹栀逍遥散。

（五）女性月经病的调治剂

女性每月经血的规律排泄，最关键问题就在于血液正常、顺畅、有规律的运行。所以当肝失疏泄，血液的运行就会出现不通畅，甚至停滞，这时女性就会出现闭经、痛经、经血有很多血块，经期推后，或者月经周期延长等各种表现。如果是肝失疏泄引发的月经病，患者常常会在经前出现乳房胀痛、结块、情绪不稳定等表现。这种月经病可以服用逍遥散，但同样要求您在服用逍遥散之前，一定要去医院检查，需要排查生殖系统的器质性疾病。

（六）急性子的调理剂

在生活工作中，我们总是能碰到一些急性子的人。这些人虽然常常都是办事麻利，雷厉风行；但在非常讲究团队合作的现代社会，性子太过急躁的人，常被认为待人不够宽容，对他人要求太高，因此常被认为是不好相处的，团队合作性差。性子急的人容易出现人际关系紧张。而且，急性子的人常常容易被激惹，容易生气发火，这些也损有自身的健康与家庭的和睦。虽说性格是天生的，江山易改本性难移，但其实服用一段时间丹栀逍遥散，还是有助于改善自己的性格，让自己变得不那么急躁了。当然也需要自身心理上做一些调适，尽可能控制自己的情绪，学会以稍稍缓和的方式表达自己。

（七）抑郁症、焦虑症的调治剂

中医理论认为，肝司疏泄是调控人体情绪最重要的机能，抑郁和焦虑情绪，可以通过调动肝的疏泄功能，使气血和调，达到改善的目的。可根据患者实际情况，选择逍遥散类方进行辅助治疗。需要长期服药。

俗话说："不如人意常八九，如人之意一二分。"在工作生活中我们经常会遇到一些不快、委屈的时候，当受了情绪刺激或重大的精神打击之后，可以服用一段时间逍遥散，让药物帮助你"消化"掉这些不良的情绪，以免不良情绪的蓄积，导致一些严重疾病的出现。对于一些有受不得情绪刺激的慢性病如高血压病、冠心病的患者，更应该经常服用一些逍遥散或丹栀逍遥散，调整自己的情绪。

（八）乳腺增生的调治剂

乳腺增生常见于年轻女性，特征为乳房肿块和乳房疼痛，一般常于月经前期加重，月经来潮后减轻，情绪不佳时加重，情绪愉悦后减轻或消失。乳房是肝经经过之处，乳腺管的疏通也是受肝的疏泄功能的调控，所以服用逍遥散类方，有助于治疗此病。患有此病的患者，注意定期前往医院检查。

（九）祛斑药

人体面部色泽主要依靠的是气血的滋润营养，当气血充沛、气血运行顺畅，则面色红润有光泽，不会出现色素沉着。女性到了35岁以后，由于气血不够充沛了，所以慢慢脸色不像花样年华时那么鲜嫩，渐渐开始出现憔悴、发黄，渐渐向黄脸婆看齐了。此时，有些女性，尤其是性格内向，很少运动的那一群，渐渐脸上开始长斑，这多数是由于肝气郁结，气血运行不畅所导致的。坚持服用逍遥丸，尤其是经前10天服用，对于改善女性气血运行状况很有帮助，可以预防色斑，对于已有色斑也有淡化的作用。但需长期服用，才可见效。

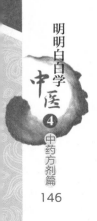 桂枝茯苓丸

桂枝茯苓丸是一个消体内瘀血肿块的常用中医方。女性一生对于血液的使用比男性多得多，女性体内的血液可谓是"劳动模范"，可是再"模范"也有"奔"累了的时候，所以女性很容易出现血液运行不畅，停滞形成积块、肿块的情况，尤其是女性的生殖系统更是容易产生这种情况。而桂枝茯苓丸就是为了扫清女性体内这些"懒惰"坏死的血液形成的肿块、积块而设的，而且使用很安全。

桂枝茯苓丸（《金匮要略》）

桂枝、茯苓、牡丹皮、桃仁、白芍

功效：活血化瘀、缓消癥块

功效原理

《素问·六元正纪大论》说："黄帝问曰：'妇人重身，毒之何如？'岐伯曰：'有故无陨，亦无陨也。'帝曰：'愿闻其故何谓也？'岐伯曰：'大聚大积，其可犯也，衰其大半而止，过者死。'""重身"是指妇女怀孕。毒之如何的"毒"并不是用毒的意思，这里的"毒"指的是药的意思，俗话说得好"是药三分毒"，所以"妇人重身，毒之何如？"这句话的意思，实际上就是黄帝在问岐伯，妇人在怀

孕的时候，需要用药怎么办呢？

我们来看看岐伯的回答，他讲到"大积大聚"，所谓积聚就是指的停滞、积累，就是有积块的意思。而对于女性而言，什么东西最容易积累、停滞，形成积块呢？女性的一生当中月经、孕育、哺乳无一不是在用血。中医认为，女性生理"以血为主，以血为用"。妇科病多数与血的生成、运行、功能失调有关，也就是说妇科病是以血证为主的。所以女性的积聚，最容易出现的就是血液运行不顺畅，瘀血（所谓瘀血就是指运行迟缓的血液或已经离开脉管的血液，中医又叫它坏血、死血）停滞而形成的积块。女性体内非常容易出现瘀血状态，我们会发现女性比男性容易长斑。很多女性身上常无故出现青紫块几天后自动消失，而男性这种情况不常见。这些实际都表明女性体内血液很容易运行不通畅，女性血液中的一些垃圾没有得到及时清理。

妇女怀孕后血聚于子宫以养胎，这时需要不断地将血液运行到子宫，为胎儿提供营养。这时如果妇女原有瘀血停滞，形成积块于子宫，或是在血液运行至子宫的通路上有瘀血、坏血的时候，都会影响到子宫正常的血液运行。由于血液运行的不顺畅，常常会导致胎儿得不到充分的营养，胎儿就会发育迟缓或者是停止发育，这时可出现流产或是死胎。这就像自然界由于淤泥太多导致河道堵塞，变成一潭死水，这死水又怎么养得好鱼呢。这时需要用活血化瘀药去祛除瘀血积块，但是由于是属于妇人重身的怀孕期，令人担忧的使用药物消除肿块，会不会影响到胎儿本身呢？那么《黄帝内经》条文告诉我们"有故无殒，亦无殒也"。"殒"是指损伤、死亡的意思，两个"无殒"指的是孕妇和胎儿。"有"指的是孕妇有瘀血形成的肿块。那么这句话的意思就是说，正因为孕妇有瘀血积聚形成的肿块，所以这时用活血化瘀药只会对肿块瘀血化瘀，不会有损于孕妇与胎儿。这就是中医所说的，有病则病当之，无病则人受之。由于身体内确实有病，所以攻邪的药物只会针对病邪，无论是母体，还是胎儿都不会受到攻邪的药物的影响。

但是，毕竟是怀孕的特殊时期，所以在治疗上需要力度和程度的把握。要谨遵《黄帝内经》所说的"衰其大半而止"，不要用药过于峻猛，要温和，要慎之又慎，以免出现治疗太过的情况。

方解

桂枝茯苓丸就是根据《黄帝内经》"有故无殒，亦无殒也"而设的方剂。本方载于《金匮要略》中的"妇人妊娠病"篇中，用于治疗妇女妊娠阴道出血的先兆流产，针对的就是有瘀血积块阻滞，导致胎儿得不到充分的血液滋养，而出现先兆流产的情况。孕妇原来就有血行不畅的情况，由于瘀血积聚日久，瘀血慢慢形成包块积聚，妊娠之后，瘀血积块害胎，导致胎元不固，出血不止。这时，如果不进行治疗，不消除瘀血肿块，改善胎元的供血状况，胎儿就没有办法保住。所以要用活血化瘀的方法祛除瘀血肿块。

由于是孕期用药，所以要注意治疗力度的温和，治疗手段的和缓，要符合《黄帝内经》中所说的"衰其大半而止"的原则。所以桂枝茯苓丸所用活血化瘀药均较为温和，并没有用一些中药中三棱、莪术这一类峻猛的活血化瘀药。比如方中主药桂枝、茯苓也都不是活血化瘀药，桂枝是温阳以通血脉，茯苓是健脾作用。方中用的活血化瘀药，比如桃仁也是非常温和的。桃仁是桃的果仁，桃花是早春三月开放的，代表着自然界春天的到来，得到了春天的生气。同时桃花色淡红，同血色，所以桃仁能入血，果仁含油脂较多，具有滑通的特点，很多人平时如果多吃一些花生类的果仁都能达到通便的作用。而桃仁入血，所以它能够使血行通滑，所以可以治疗瘀血这种血行迟缓不通的状态。同时由于得了春天的生气，所以它还能促进血的生成。中医认为其有活血生血的功效，能够起到祛除瘀血病邪，同时不损伤人体正常血液的作用，是非常适合孕期这种特殊时期的活血化瘀药。

桂枝茯苓丸除了治疗用药的温和以外，在治疗手段上也非常注意和缓。在制剂上，强调"炼蜜和丸如兔屎大"。蜂蜜味甘，中医有"甘以缓之"的理论。另外，从剂型上来看，桂枝茯苓丸用了丸剂，中医认为"丸者缓之"，很多慢性病的长期调治中医都采用的是丸剂，这也符合中医的长期积累下来的疾病要缓缓治疗的认识。桂枝茯苓丸强调一个"缓"字，旨在通过缓下其症，祛瘀安胎，以期除病而不伤胎元，达到《黄帝内经》所说的"衰其大半而止"的效果。

❖ 运用

目前市场有售的桂枝茯苓丸有大蜜丸、包糖衣或包炭衣浓缩水丸等，其中大蜜丸每丸重6克，口服，一次1丸，每日1~2次。其中水丸每10丸重2.2克，口服，一次6丸，每日2次。

适合用桂枝茯苓丸的人群，往往有以下特点：患者体格健壮，比较胖，肤色常较晦暗，容易出现色素沉着，身上容易出现青紫块，触摸下腹部常有抵抗感，有明显压痛，尤其是肚脐两旁有抵抗性压痛，甚至可以摸到硬结或是肿块。

（一）子宫肌瘤患者的孕前调治剂

桂枝茯苓丸本就是根据《黄帝内经》的"有故无殒，亦无殒也"理论为基础，创立的祛瘀安胎的方药，用于治疗孕妇子宫素有积块，如子宫肌瘤等，导致的受精卵着床之后，胚胎与母体之间血液运行不畅，致使胚胎发育不良，出现的先兆流产。如何判断这种先兆流产现象是有瘀血积块引起的，一般来说，女性怀孕后五六个月才会明显感觉到在肚脐以上的胎动，但这种瘀血积块引起或可能引起先兆流产的情况，如果在怀孕3个月就可以感到脐上胎动，多数是瘀血肿块引起的。孕期，用药必须要谨慎，所以请在医生指导下，由医生来确定是否该服用桂枝茯苓丸。

还有些女性下腹部经常容易出现疼痛，有胀满的感觉，怀孕数月后出现自然流产，去医院一检查，才发现有子宫肌瘤，也可以服用一段时间桂枝茯苓丸，以便下次受孕后能顺利孕育生产。

为了出生的宝宝健康，做到优生优育，很多年轻的准爸爸准妈妈们都会做充分的孕前准备。建议准妈妈们要去检查一下生殖系统，看是否有子宫肌瘤、卵巢囊肿、盆腔包块这些会影响孕期胎儿血供的瘀血积块，如果有，就先别忙着怀孕，服用一段时间桂枝茯苓丸，消去这些肿块。

孕期用药必须要谨慎和掌握程度，所以在没有医生的指导下，请不要自己随意在怀孕期使用桂枝茯苓丸。

（二）女性生殖系统肌瘤的辅助治疗剂

中医认为血为有形之物，当血液运行迟缓或停滞出现瘀血时，这些有形的坏血积聚，从而形成包块、肿块。由于女性生殖系统的经、孕、产、乳均与血有关，所以女性生殖系统相关器官非常容易出现肿块。子宫肌瘤、卵巢囊肿、盆腔炎性包块这些疾病在成年女性中发病率非常之高。但是由于桂枝茯苓丸是针对孕妇所创立的，所以它的活血化瘀，消除积块的功效较为和缓，力度也稍嫌不够，有病重药轻之嫌，所以只能是作为辅助治疗剂，而且也需要较长一段时间服药，甚至是1年以上。另外对于一些子宫肌瘤、卵巢囊肿患者，不肯手术进行治疗，可以选择桂枝茯苓丸进行保守治疗。

对于一些安装了节育环避孕的女性，上环后出现腹痛、月经不正常，量多而且时间长，这可能与节育环引起女性子宫血行不畅有关，取出节育环后，也可使用一段时间桂枝茯苓丸以改善血行状况。

另外，一些高龄未生育过的女性，由于没有经过生产这样的女性一生的"大扫除"，血液中的一些垃圾没得到清除，就比较容易出现生殖系统血液运行不畅的状态，生殖系统肿瘤发病率比经过生产的女性要高，建议经常做生殖系统检查。如果发现月经中血块较多，色泽较暗，在医生的指导下也可服用一段时间桂枝茯苓丸。

（三）痛经

女性出现痛经有较大比率与瘀血有关，由于瘀血导致气血运行不畅，中医理论认为"不通则痛"。女性月经前期是血液盈满于子宫欲泄之时，更加加剧了这种气血不通畅，故而伴随出现明显下腹部疼痛，甚至因疼痛难忍而需要卧床休息，无法进行正常的学习和工作。这种瘀血痛经的特点是首先常是月经期前2~3日出现疼痛，两侧肚脐旁有抵抗压痛，或是下腹有抵抗压痛，按压后疼痛更加厉害，月经色黯，常挟有血块。建议在每次月经前10日连续服用桂枝茯苓丸10天，坚持几个疗程后，可以从这种长期折磨人的痛经中彻底解放出来。

（四）女性盆腔疾病的辅助治疗剂

女性生殖系统的主要器官均在盆腔内，所以女性盆腔也非常容易出现充血、瘀血、肿块的情况，这时可以选择桂枝茯苓作为辅助治疗剂。女性盆腔瘀血常见于慢性盆腔炎、盆腔炎性包块等疾病。患者常常自觉下腹部（肚脐以下的腹部）胀满或疼痛，有时能牵引到腰部和尾骶部，在劳累、性交、排便时症状可出现加重。这一类疾病常见于已婚妇女，输卵管结扎术或是人流术后可引发。

（五）产后恶露期过长的调理剂

产后从阴道内排出的液体称为恶露，它的成分有血液、黏液、坏死的蜕膜组织及细菌等。一般情况下，在一周左右血性恶露应该干净。如果血性恶露持续2周以上，量多，常提示胎盘附着处复原不良或有胎盘胎膜残留，常说明产后子宫复旧不良。这时患者常伴有明显小腹部疼痛，恶露颜色较黯，有血块。从中医角度来看胎盘胎膜残留说明有坏血，也就是瘀血停于体内，中医又说"瘀血不去，新血不生"，也就是说不清除掉体内坏血，正常的血液也没办法化生，这和这种恶露持续引起的子宫复旧不良也是吻合的。在这种情况下服用桂枝茯苓丸这种温和的活血化瘀剂对于促进残留组织排出，使得子宫尽快恢复有非常好的作用。

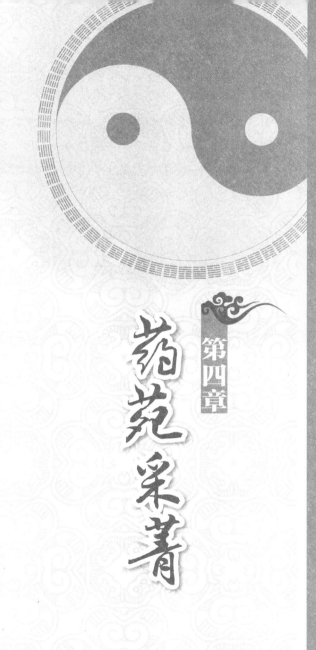

第四章　菊苑采菁

据不完全统计，目前我国中药材种类非常繁多，加上少数民族用药，有12800多种，其中药用植物类有11000多种，动物类有1500多种，而矿物类则有80多种。

在很多有关中药学的书籍中都会对中药进行分类，比如补气类、补血类、补阳类、滋阴类、清热类、活血化瘀类等，这种分类主要是基于一种中药的主体功效及其在临床被广泛使用的领域，但很多中药的功效是多方面的，比如既可以清热又可以祛湿，既可以活血也可以利尿等。因此，上述分类方法并不能全面反映该种中药的全部功效以及实际运用的全貌。但它的优点是能突出某种中药的主要功效，同时也方便对中药进行归纳、比较和记忆。下面我们也同样采用通用的分类方法，精选出一些中药，这些中药多数是大家较为熟悉的，而且在日常生活中能够方便使用到；它们可能还具有"双重"身份，既可以是治病的药物，也可以是我们的食物。我们将对每一种中药进行解读，但考虑到这套丛书的编写主旨是"科普"，因此，对每一味中药的治病原理不会着墨太多，而是重点将其主要功效和临床上确有效验的一些运用经验和方法介绍给大家。

☯ 解表药

❖ 桂枝

主要来源	桂枝为樟科植物菌桂的细枝。
性味归经	辛、甘，温；入心、肺、膀胱经。
主要功效	和营，通阳，利水，下气，行瘀，补中。
运　用	

（1）桂枝散寒解表，主要用于治疗风寒感冒。

（2）桂枝温通经脉、祛寒止痛，不论是风寒湿热痹证（"痹"有闭阻不通的意思。因风、寒、湿、热等外邪侵袭人体，闭阻经络，使气血不能畅行，导致肌肉、筋骨、关节等酸痛、麻木、重着、伸屈不利，甚或关节肿大灼热等）中的哪一种，在配伍用药的基础上，加用桂枝，均可提高疗效。桂枝是临床上治疗肩背关节酸痛的要药，但有明显热象者不宜用。

（3）桂枝助心阳，常用于治疗心阳不振的胸痹疼痛。

（4）桂枝通阳化气行水，常用于治疗阳不化气、水湿内停所致的小便不利、水肿腹胀、呕逆泄泻、渴不思饮等症。

（5）桂枝降阴寒上冲之气，是治疗阳虚寒邪上逆所致奔豚（tún）证的要药。什么是奔豚证呢？奔豚气属内科病证，是指患者自觉有气从少腹上冲胸咽的一种病症。豚是指小猪，由于气冲如小猪之奔突，故名奔豚。临床以自觉气从少腹上冲胸咽为主要症状特征。发作时，常伴见腹痛、胸闷气急、心悸、惊恐、烦躁不安，甚则抽搐、四肢厥冷，或少腹有水气上冲至心下，或兼有乍寒乍热等。可见于现代医学的神经官能症、冠心病等有类似症状者。

（6）桂枝行散化瘀，温通血脉，是妇科常用之药。

生姜

主要来源　生姜为姜科植物姜的新鲜根茎。

性味归经　辛，微温；入肺、脾、胃经。

主要功效　发汗解表，温中止呕，解毒。

运　用

（1）生姜发散风寒，可与紫苏、薄荷配伍。在民间有一种广为流传的食疗方，叫"神仙粥"。它的歌诀是："一把糯米煮成汤，七根葱白七片姜，熬熟兑入半杯醋，伤风感冒保安康。"此粥是专门用来治疗由风寒引起的头痛、浑身酸懒、乏力、发热等症的，特别是在患病3天内服用即可收到"粥到病除"的奇效。具体熬制方法：将糯米淘洗干净，备用。在砂锅中加入适量水，烧开后放入糯米，用勺子搅拌几下，防止黏锅。然后盖上盖子用小火煮成黏稠的粥，再加入葱白（3~5根）、生姜（4~5片）煮5分钟，最后将米醋加入粥中，搅拌均匀后即可食用。每天1~2次，趁热服下后，上床盖被，使身体微热出汗。一般连续服用3~5次，感冒就会痊愈。

（2）生姜是止呕的要药，可用于各种呕吐，尤其适用于胃寒呕吐。不过，用生姜止呕，最好用煨过的姜。也就是用六七层纸包裹生姜，放入水中浸透，再放置火炭中煨至纸色焦黄，去纸即可用。煨过的姜其温中止呕的功效要比生姜强很多。

用生姜止呕还有一种办法，就是将生姜片敷在内关穴上，用胶布固定。这种方法还可以防止晕车。

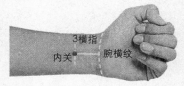

（3）生姜能解半夏、天南星等药毒。

生姜的药用价值高，用途也极为广泛，限于篇幅，我们再重点列举一些。

开胃健脾。在炎热的夏天，因为人体唾液、胃液分泌减少，从而影响食欲。饭前吃几片生姜，可刺激唾液、胃液和消化液的分泌，增加胃肠蠕动，增进食欲；此外，由于夏天炎热，人们容易贪凉，过食大量冰冻食物，会损伤脾胃功能。所以基于以上两点，民间就提倡"夏吃姜"。

防暑降温提神。在炎热的气温下吃一些生姜能起到兴奋、排汗、降温、提神的作用。对于有一般暑热表现，如头昏、心悸、胸闷、恶心等情况的患者，适当喝点姜汤是大有裨益的。

辅助治疗胃、十二指肠溃疡。用鲜生姜50克，洗净切片，加水300毫升，煎30分钟，每日3次，能使疼痛、反酸、恶心、便秘等症状减轻或消失。

防治头皮屑和生发。用热姜水清洗头发，可有效地防治头皮屑。此外，经常用热姜水洗头，对脱发、秃头亦有较好的防治效果。

（4）生姜是助阳佳品，清晨是人体阳气生发之际，坚持每天早晨吃几片姜，对提高人体免疫力以及增强胃肠功能等都大有裨益。

干姜

主要来源　干姜为姜科植物姜的干燥根茎。干姜并不是指晒干了的姜，而是指川姜。

性味归经　辛，温；入心、肺、脾、胃、肾经。

主要功效　温中祛寒，回阳通脉，温肺化痰。

运　　用

（1）干姜温中祛寒，尤其适用于脾胃虚寒者。

（2）干姜温化痰饮，常用于治疗形寒背冷、痰多清稀等的寒痰咳喘之证。

（3）干姜有回阳通脉的作用，可用于治疗心肾阳虚、阴寒内盛所致的亡阳厥逆，脉微欲绝等症。

炮姜

主要来源　炮姜为干姜炒至外黑内呈老黄色，供药用。

性味归经　辛、苦，大热；入肺、脾、胃经。

主要功效　温中止泻，止血。

运　　用

适用于寒症腹泻、虚寒性的出血等症，常与补气、补血药物配合应用。

生姜皮

主要来源　生姜的外皮。

性味归径　辛，凉；入脾、胃、肾经。

主要功效　利尿消肿。

紫苏叶

主要来源　紫苏叶为唇形科植物紫苏的叶。

性味归经　辛，温；入肺、脾经。

主要功效　发汗解表，行气宽中，解鱼蟹毒。

运　　用

（1）紫苏叶是治疗风寒感冒的灵药，常配用生姜。

（2）紫苏叶可用于治疗脾胃气滞、胸闷、呕吐等症。

（3）紫苏叶能解鱼蟹毒，可单用，也可配生姜、白芷。

紫苏子

主要来源	紫苏子是唇形科植物紫苏的果实。
性味归经	辛,温;入肺经。
主要功效	降气消痰定喘,滑肠。

运 用

(1)紫苏子有止咳、祛痰、下气、平喘的功效,适用于痰涎壅盛、胸膈满闷、气逆咳喘等症。

(2)紫苏子富含油脂,有润肠作用,配用火麻仁、杏仁等,可治疗肠燥便秘。

香薷

主要来源	香薷为唇形科植物海州香薷的全草。
性味归经	辛,微温;入肺、胃经。
主要功效	发汗解表,祛暑化湿,利水消肿。

运 用

(1)香薷历来被看作是治暑的专药,当然治疗的是阴暑。阴暑发生的机理是夏季暑热湿盛,机体毛孔开张、腠理疏松,由于过度贪凉,导致风、寒、湿邪乘虚而入,引发阴暑。阴暑的症状特点是:发热恶寒、无汗、身重疼痛、关节酸痛、神疲倦怠乏力、头晕、恶心、没食欲、腹痛腹泻、大便稀、舌质淡、苔腻等。

(2)对阴暑的处理首先要避开寒冷环境,不要再吹风,饮食要清淡,忌食冰冻、辛辣、燥热、油腻之品。中药香薷饮(香薷10克、厚朴5克、白扁豆10克,水煎服)、藿香正气水(丸)、十滴水等都有很好的效果。

(3)李时珍在《本草纲目》中说香薷是夏季解表之药,像冬季之用麻黄,气虚者不可多服。所以在临床上用香薷祛暑解表时,患者症状必须有怕冷及无汗。

荆芥

主要来源　荆芥为唇形科植物荆芥的茎叶及花穗。

性味归经　辛，温；入肺、肝经。

主要功效　祛风解表，宣疹透毒，散瘀理血，止血（炒炭用）。

运　用

（1）荆芥有发汗、退热、祛风的功效，是治疗外感的良药，通过配伍既可用于风寒感冒又可用于风热感冒。

（2）荆芥是常用的透疹止痒药，皮肤科常见到的各种湿疹，都可应用荆芥。

（3）荆芥辛温升散，芳香馥郁，能疏肝解郁。

（4）荆芥能理血。一则善祛血中之风，是治疗痉病（以筋肉拘急挛缩为共同特征的病），特别是妇女产后血晕、痉挛等症的要药。二则炒炭用，能清血中伏热，有止血的效用。《本草汇言》认为对一切失血之证，已止未止，欲行不行之势，都可用荆芥炒黑以止血。荆芥炭常用于治疗便血、痔血，也可用于吐血、衄血、尿血和崩漏。

所谓炒炭是指将净药材或切制品置热锅内，用武火炒至表面焦黑色、内部焦黄色或至规定程度时，喷淋清水少许，熄灭火星，取出，晾干的炮制方法。

防风

主要来源　防风为伞形科植物防风的根，又名屏风。

性味归经　辛、甘，微温；入膀胱、肝、脾经。

主要功效　祛风解表，胜湿止痛，解痉，止泻（炒用），止血（炒炭用）。

运　用

（1）无论风寒、风热、风湿表证，均可配伍使用防风。

（2）对风湿引起的关节酸痛、肌肉疼痛以及神经痛有效。

（3）适用于治疗肝风内动、风痰上扰等引起的痉挛抽搐等症。

（4）防风炒用可以止泻，主要用于"痛泻证"的治疗。"痛泻证"的特点是肠鸣腹痛，大便泄泻，泻必腹痛，泻后痛缓等。

防风还可以解痉止痛。临床上一些做过腹部外科手术的患者会出现肠胀气（主要表现为胃脘撑胀，外观胀满，可同时伴有胃脘疼痛、恶心、呕吐、不能进食、打嗝、嗳气等症状），可用防风来解痉止痛。

（5）防风用于祛湿，善治皮肤病。凡皮肤湿疹瘙痒，不分部位和病程，均可配伍使用防风。

（6）防风是抗过敏的要药。

羌活

主要来源　羌活为伞形科植物福氏羌活的根茎及根。

性味归经　辛、苦，温；入膀胱、肾经。

主要功效　祛风解表，祛风湿，止痛。

运　　用

（1）羌活以祛风湿为特长，是治疗风湿疼痛的要药，对上半身的骨节酸痛、颈肩疼痛、脊背强痛等的治疗功效尤为显著。

（2）羌活辛温解表，可以治疗风寒感冒。

（3）羌活是治疗头痛的要药。

白芷

主要来源　白芷为伞形科植物白芷或川白芷的根。

性味归经　辛，温；入肺、胃经。

主要功效　祛风解表，止痛，消肿排脓，燥湿止带。

运　　用

（1）白芷辛温发散，祛风除湿，可治疗风寒感冒。

（2）白芷善治头痛，尤其是对前额部和眉棱骨处的疼痛有显著效果。

（3）白芷既能宣通鼻窍，又能排脓化浊，是治疗鼻渊（鼻渊是中医的病名，是指以鼻流浊涕，如泉下渗，量多不止为主要特征的鼻病。常伴头痛、鼻塞、嗅觉减退，鼻窦区疼痛等症状。是鼻科常见病、多发病之一，西医学的鼻窦炎症性疾病属于中医鼻渊的范畴）的要药。常配用苍耳子、辛夷、薄荷等，偏寒者加细辛，偏热者加黄芩。

（4）白芷有芳香燥湿的功效，可用于治疗脾虚湿盛所致的久泻以及妇科中的寒湿和湿热带下病。

（5）白芷能消肿排脓，去腐生新，可用于治疗疮疡初起，红肿热痛等症。

（6）白芷是治疗痤疮的要药。

（7）白芷还是治疗乳病的专药，治疗乳痈（乳痈是以乳房红肿疼痛，乳汁排出不畅，以致结脓成痈的急性化脓性病。多发于产后哺乳的产妇，尤其是初产妇更为多见，俗称奶疮。西医的急性化脓性乳腺炎属于乳痈范畴），常配用浙贝母、蒲公英、瓜蒌等；治乳癖（乳癖，中医病名，是以乳房有形状大小不一的肿块，疼痛，与月经周期相关为主要表现的乳腺组织的良性增生性疾病。约占全部乳腺疾病的75%，是临床上最常见的乳房疾病。西医称为乳腺囊性增生症），柴胡、白芷是必用之药。

（8）临床上还可用白芷治疗肠痈（肠痈为中医病名，又称绞肠痧，是指以右少腹压痛拒按为主症的一种外科病，类似于现代医学中的急、慢性阑尾炎及阑尾脓肿。急性发作者初见上腹疼痛，渐转至右下腹，按之痛加剧，右腿屈曲难伸，并伴恶寒发热、恶心呕吐等。重者腹皮拘急，痛势加剧，壮热自汗，右下腹可触及肿块。转为慢性后，右下腹时有隐痛，局部压痛或扪及包块），常配用红藤、败酱草、大黄等。此外，白芷还是治疗卵巢囊肿的常用药。

（9）白芷止痛效果好，可用于人体各部分的疼痛，尤善治各种腹痛。此外，白芷可用于治疗牙痛，偏寒者配细辛，偏热者配石膏。

（10）白芷还可用于美容，具有润泽颜面和祛斑的功效，《神农本草经》记载它"长肌肤，润泽，可作面脂"。"长肌肤"就是洁肌肤，面脂是指润面的油脂。

辛夷

主要来源	辛夷为木兰科植物木兰的花蕾。
性味归经	辛，温；入肺、胃经。
主要功效	散风寒，通鼻窍。
运　用	

辛夷生在树梢，而花蕾尖锐向上，味辛气扬，所以能散脑与鼻窍的风寒。辛夷是治疗外感风寒所致的头痛鼻塞，尤其是鼻渊头痛、鼻塞、香臭不闻、浊涕常流等症的要药。

苍耳子

主要来源	苍耳子为菊科一年生草本植物苍耳的果实。
性味归经	辛、苦，温，有小毒；入肺经。
主要功效	通鼻窍，祛风湿，止痛。
运　用	

苍耳子既可上开肺窍，治疗外感头痛、鼻塞、鼻渊；又能下开肾窍，治热淋（热淋，属于中医学淋证的范围，包括现代医学的急慢性前列腺炎、前列腺增生肥大、急慢性肾盂肾炎、膀胱炎、尿道炎等疾病。主要症状为小便短数，热赤涩痛，并伴有寒热，腰痛，小腹拘急腹痛，烦渴等症，甚至有尿血）所致的尿频、小腹窘迫等症。

薄荷

主要来源	薄荷为唇形科植物薄荷的茎叶。
性味归经	辛，凉；入肺、肝经。
主要功效	疏散风热，清利头目，利咽，透疹。
运　用	

（1）薄荷能宣散风热，清头目，透疹。可用于治疗风热感冒，头痛，目赤等。若为风寒感冒、身不出汗，可配合紫苏、羌活等使用。薄

荷有透发作用，能助麻疹透发。

（2）薄荷清利咽喉的作用非常显著，主要用于治疗风热咽痛。

（3）薄荷味辛能散，性凉而清，有疏肝解郁的功效，能振奋精神，使人神清气爽。

牛蒡子

主要来源　牛蒡子为菊科植物牛蒡的成熟果实。

性味归经　辛、苦，寒；入肺、胃经。

主要功效　散风热，祛痰止咳，利咽消肿，解毒透疹，滑肠通便。

运　用

（1）牛蒡子辛苦而寒，有透发与清泄两种功效，既能疏散风热，又能清解热毒。用于感风热或透发麻疹时，须与薄荷同用，才能收到透发的效应。牛蒡子的清泄热毒的作用则比较显著，无论咽喉红肿，痄腮肿痛，疮痈肿毒以及痰热咳嗽等症，都可运用。

（2）牛蒡子能散风热，宣肺气，祛痰而止咳，所以对外感风热，咳嗽不畅、痰多者，牛蒡子是一味要药。牛蒡子不仅用于外感咳嗽，还可用于虚劳咳嗽（虚劳又称虚损，是由多种原因所致的脏腑阴阳气血严重亏损，久虚不复的多种慢性衰弱病证的总称），牛蒡子与山药并用，最善止嗽。

（3）牛蒡子性寒滑利，能滑肠通便，适用于实热内结或阴虚燥结所致的便秘，且泻下作用较为平和，便质多稀软，水泻样便少见。但脾虚腹泻者忌用；痈疽（痈疽，发生于体表、四肢、内脏的急性化脓性疾患，是一种毒疮。痈发于肌肉，红肿高大，多属于阳证，疽发于骨之上，平塌色暗，多属于阴证。痈疽证见局部肿胀、焮热、疼痛及成脓等。西医解释其为皮肤的毛囊和皮脂腺成群受细菌感染所致的化脓性炎，病原菌为葡萄球菌）已溃、脓水清稀者也不宜使用。

桑叶

主要来源	桑叶为桑科植物桑树的叶。
性味归经	苦、甘，寒；入肺、肝经。
主要功效	疏散风热，清肝明目，凉血止血。

运　用

（1）桑叶疏散风热，可用于治疗外感风热。

（2）桑叶清肺润燥，适用于治疗风热和燥邪犯肺引起的燥咳（主要症状为咳嗽痰少，声音嘶哑，口渴，便干艰涩，肌肤干燥等）。

（3）桑叶能清肝明目，主要用于肝经风热或肝火上炎导致的目赤肿痛，也可用于治疗肝阴不足所致的目暗昏花等症。

（4）桑叶具有止汗的功效，不论是自汗还是盗汗，均有良效，但用量须大。

（5）桑叶有降压的功效，血压时高时低不稳定者，可用桑叶、钩藤各15克，煎水代茶饮。此外，桑叶还具有一定的降糖作用。

（6）桑叶还是治疗崩漏（崩漏是月经的周期、经期、经量发生严重失常的病证，暴下如注，大量出血者为"崩"；病势缓，出血量少，淋沥不绝者为"漏"。崩与漏虽出血情况不同，但在发病过程中两者常互相转化，如崩血量渐少，可能转化为漏，漏势发展又可能变为崩，故临床多以崩漏并称。西医的无排卵性功能性子宫出血属于崩漏范畴）的要药，对于崩漏，无论虚实寒热，均可配伍使用。

菊花

主要来源	菊花为菊科植物菊及其变种的头状花序。
性味归经	甘、苦，微寒；入肺、肝经。
主要功效	疏散风热，明目，清热解毒，平肝阳。

运　用

（1）菊花能清风热，清头目，常与桑叶配伍用于治疗外感风热和温病初起时的发热、头昏痛等症。

（2）菊花可用于治疗肝经风热或肝火上炎所致的目赤肿痛，亦可用于肝肾阴虚的目暗昏花等症。

（3）菊花能平肝熄风，常配用石决明、白芍、钩藤等，治疗肝风头痛以及肝阳上亢所致的头痛、眩晕等症。

（4）常用菊花泡水喝，对于预防和治疗老年人常见的各种感染、眼疾、动脉粥样硬化症、高脂血症、高血压、冠心病等都有很好的效果。

野菊

主要来源	菊科植物菊花脑的茎、叶被称为野菊
性味归经	苦、辛，凉；入肺、肝经。
主要功能	清热解毒。
运　　用	

可用于治疗鼻炎、支气管炎、风火赤眼、疮疖痛肿、咽喉肿痛等。治疗蛇咬伤、湿疹、皮肤瘙痒，可用野菊150～200克，煎汤熏洗，或用鲜草打烂外敷。

野菊花

主要来源	野菊花即野菊的花。
性味归经	苦、辛，凉；入肺、肝经。
主要功效	野菊花清热解毒的作用比野菊更为显著。
运　　用	

野菊花的运用与野菊相同，此外，野菊花还可以降血压。

杭菊花

主要来源	黄色之菊花，生用。
性味归经	甘、苦，微寒；入肺、肝经。
主要功效	疏散风热，明目，清热解毒，平肝阳。

> **运　用**
> 疏散风热、清热解毒的作用较菊花好。

滁菊花

主要来源	白色之菊花，生用。
性味归经	甘、苦，寒；入肺、肝经
主要功效	疏散风热，明目，清热解毒，平肝阳。

> **运　用**
> 平肝作用较菊花好。

葛根

主要来源	葛根为豆科植物粉葛的根。
性味归经	甘、辛，平；入脾、胃经。
主要功效	发表解肌，升阳透疹，止泻，解热升津。

> **运　用**

（1）解肌，即解除肌表之邪。葛根能解肌退热，适用于热性病发热无汗、怕风、头痛、项背牵强等症。葛根还可透疹泄毒，常配用升麻治疗麻疹初起，透发不畅。

（2）葛根有升发脾胃清阳之气而止泻痢的功效，对顽固性久泻者，必重用葛根。

（3）葛根能解酒毒，是治疗酒醉不可或缺的要药。据古人经验，在未饮酒之前适当服用本品，有防止酒醉的效果。

（4）凡泄泻口渴者，在药方中加入葛根，既能升津止渴，又能止泻。

（5）葛根常用于治疗眩晕和耳鸣，善治神经性耳鸣耳聋。

（6）葛根能解肌解痉通脉，善治项强，缓解肌肉痉挛效佳，并能增加颈脉血流量。对于颈椎增生者，必加用、重用葛根。

（7）葛根有扩血管，改善心脑及外周血液循环、降血压的作用。常用于防治心肌缺血、心肌梗死、高血压、动脉硬化、心律失常等。

（8）葛根是治疗消渴病（消渴病是中医病名，是指以多饮、多尿、多食以及消瘦、疲乏、尿甜为主要特征的综合病证。生化检查的主要特征是高血糖和高尿糖）的要药，并能降糖、降脂。

（9）葛根中所含的异黄酮是迄今为止所发现的植物中含量和活性最高的，异黄酮是天然的植物雌激素，对促进女性发育以及延缓女性衰老具有重要的作用。

葛花

主要来源　药用粉葛的花。

性味归经　甘，平。

主要功效：解酒毒，醒胃止渴。

运　用

适用于饮酒过度，口渴，胃气受伤。

柴胡

主要来源　柴胡为伞形科植物北柴胡或狭叶柴胡的根或全草。

性味归经　苦，平；入心包络、肝、三焦、胆经。

主要功效　和解退热，疏肝解郁，升举阳气。

运　用

（1）柴胡有退热作用，外感发热和内伤发热均可配伍使用。特别适用于弛张热（热度高低不一，早晚波动幅度较大）、间歇热以及寒热往来。柴胡用30~40克，配黄芩10克，青蒿30克，生石膏30~60克，治一切外感热病而邪在卫分、气分，体温在39℃以上者有显著效果。

（2）柴胡能疏肝解郁，调畅情志。

（3）甘柴合剂（柴胡和甘草各半）在抗肝细胞变性、坏死方面较突出，临床证实其降酶幅度大、速度快。

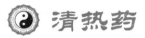 清热药

石膏

主要来源 本品为硫酸盐类矿物硬石膏族石膏，主要成分含水硫酸钙（$CaSO_4 \cdot 2H_2O$），采挖后，除去泥沙及杂石。

性味归经 甘、辛，大寒；入肺、胃经。

主要功效 生用：清热泻火，除烦止渴；煅用：敛疮生肌，收湿，止血。

运用

（1）石膏药性大寒，善清气分实热，适用于治疗肺胃实热所致的高热不退、口渴、烦躁、脉洪大等症。

（2）石膏能清泄胃火，用于治疗胃火亢盛所致的头痛、齿痛、牙龈肿痛等症。

（3）石膏可用于肺热咳喘的治疗。

（4）石膏善清瘟疹之热、头面之热以及咽喉之热。凡外感表证，只要有热象存在，且不是脾胃虚寒之人，皆可用石膏。内伤病证用石膏的指征是：口渴、舌红苔黄、自觉胃脘发热或伴汗出、面部烘热感。用量一般15~60克。

（5）石膏煅后研末外用，有清热收敛止血、生肌敛疮的作用，可用于治疗疮疡不敛、皮肤湿疹、水火烫伤、外伤出血等。

芦根

主要来源 芦根为禾本科植物芦苇的新鲜或干燥根茎。

性味归经 甘，寒；入肺、胃经。

主要功效 清热生津，除烦止渴，止呕，利尿。

运用

（1）芦根性味甘寒，既能清透肺胃气分实热，又能生津止渴、除

烦，故可用于治疗热病伤津，烦热口渴等症。

（2）芦根能清胃热而止呕逆，可用鲜品配竹茹、生姜等煎服；也可单用煎浓汁频饮。

（3）芦根善清透肺热，可用于治疗肺热咳嗽。若治疗肺痈吐脓（肺痈，中医病名，是指由于热毒瘀结于肺，以致肺叶生疮，肉败血腐，形成脓疡，以发热，咳嗽，胸痛，咯吐腥臭浊痰，甚则咯吐脓血痰为主要临床表现的一种病。西医肺脓疡、肺坏疽等属于肺痈的范畴），多配用薏苡仁、冬瓜仁等。

（4）芦根能清热利尿，可用于治疗热淋涩痛、小便短赤等。

芦根为芦苇的根茎，苇茎为芦苇的嫩茎。二者出自同一种植物，功效相近。但芦根长于生津止渴，苇茎长于清透肺热，略有侧重。药店多无苇茎供应，可以芦根代之。

竹叶

主要来源	竹叶为禾本科植物淡竹的叶，随时采鲜者入药。
性味归经	甘、辛、淡，寒；入心、胃、小肠经。
主要功效	清热泻火，除烦，生津，利尿。

运　　用

（1）竹叶甘寒入心经，长于清心泻火以除烦，并能清胃生津以止渴，可用于治疗热病伤津，烦热口渴等症。

（2）竹叶上能清心火，下能利小便，上可治心火上炎之口舌生疮，下可疗小便短赤涩痛等症。

竹沥

主要来源	竹沥是指淡竹和青竹的新鲜茎，经火烤后所沥出的淡黄色澄清汁液。
性味归经	甘，寒；入心、胃、小肠经。
主要功效	清热化痰。

运　用

注意使用时剂量要大，以每剂100毫升左右为最佳。

竹茹

主要来源　竹茹为禾本科植物淡竹的茎秆除去外皮后刮下的中间层。

性味归经：甘，凉；入胃、胆经。

主要功效：清热，凉血，化痰，止吐。

栀子

主要来源　栀子为茜草科植物栀子的干燥成熟果实。

性味归经　苦，寒；入心、肺、三焦经。

主要功效　泻火除烦，清热利湿，凉血解毒。

运　用

（1）栀子泻火泄热而除烦，可用于治疗一切实热证所致的高热烦躁、神昏谵语等症。

（2）栀子凉血止血、清热解毒，可用于治疗热毒、实火引起的吐血、鼻衄（鼻衄是临床常见的症状之一，俗称鼻出血。可由鼻部疾病引起，也可由全身疾病所致）、尿血、目赤肿痛和疮疡肿毒等。此外，栀子善清利下焦湿热而通淋，清热凉血以止血，故可用于治疗血淋涩痛或热淋证。

（3）栀子清热利湿，可用于治疗肝胆湿热所致的黄疸。

（4）生栀子研末，与面粉、黄酒调服，有消肿活络的作用，可用于跌仆损伤、扭挫伤、皮肤青肿疼痛等症，为民间常用的"吊筋药"，尤其适用于四肢关节附近的肌肉、肌腱损伤。

夏枯草

主要来源　夏枯草为唇形科植物夏枯草的干燥果穗。夏枯草有自己独特的生长周期，冬天生长，夏天枯萎凋零。民间又称它为"五月干"

"六月干"。

性味归经　辛、苦，寒；入肝、胆经。

主要功效　清热泻火，消痈散结，明目。

运　用

（1）夏枯草清泄肝火，是治疗肝火上炎所致的目赤、头痛、头晕的要药。

（2）夏枯草清肝火、散郁结，是治疗瘰疬（瘰疬又称老鼠疮，是生于颈部的一种感染性外科疾病。在颈部皮肉间可扪及大小不等的核块，互相串联，其中小者称瘰，大者称疬，统称瘰疬。多见于青少年及原有结核病者，好发于颈部、耳后，也有的缠绕颈项，延及锁骨上窝、胸部和腋下。相当于西医的淋巴结核，多是由于结核杆菌侵入颈部所引起的特异性感染，严重时可溃破流脓）属于痰火者的第一药，临床常配合玄参、贝母、连翘、牡蛎、昆布等同用。夏枯草治疗乳痈肿痛，常与蒲公英同用。配用金银花，可治疗热毒疮疡。

（3）夏枯草可用于治疗淋证，无论新久虚实，只要出现尿频、尿急、尿涩、尿痛等症，均可使用。

（4）夏枯草具有较好的降压、降糖功效。

黄芩

主要来源　黄芩为唇形科植物黄芩的干燥根。

性味归经　苦，寒；入肺、胆、脾、胃、大肠、小肠经。

主要功效　清热燥湿，泻火解毒，止血，安胎。

运　用

（1）黄芩清热燥湿，善清肺、胃、胆及大肠之湿热，尤长于清中上焦湿热。可治疗肺热咳嗽、高热烦渴等症。

（2）黄芩清热泻火以凉血止血，可用于治疗火毒炽盛迫血妄行所致的吐血、衄血等症。

（3）黄芩清热泻火解毒，可用于治疗火毒炽盛之痈肿疮毒等症。

（4）黄芩具有清热安胎的功效，可用于治疗血热胎动不安。

（5）黄芩清热多生用，安胎多炒用，清上焦热可酒炙用，止血可炒炭用。

（6）黄芩分枯芩与子芩。枯芩为生长年久的宿根，中空而枯，体轻主浮，善清上焦肺火，主治肺热咳嗽痰黄；子芩为生长年少的子根，体实而坚，质重主降，善泻大肠湿热，主治湿热泻痢腹痛。

黄连

主要来源 黄连为毛茛科植物黄连、三角叶黄连或云连的干燥根茎。

性味归经 苦，寒；入心、肝、脾、胃、胆、大肠经。

主要功效 清热燥湿，泻火解毒。

运　用

（1）黄连大苦大寒，清热燥湿力大于黄芩，尤善于清中焦湿热，是治疗泻痢的要药。

（2）黄连尤其擅长清心火，可用于治疗心火亢盛所致的神昏、烦躁等症。

（3）黄连擅长疗疔毒，可用于治疗痈肿疔毒等症。

（4）黄连善清胃火而可用于治疗胃火炽盛、消谷善饥之消渴证。

黄柏

主要来源 黄柏为芸香科植物黄皮树或黄檗的干燥树皮。前者习称"川黄柏"，后者习称"关黄柏"。

性味归经 苦，寒；入肾、膀胱、大肠经。

主要功效 清热燥湿，泻火解毒，退虚热，解毒疗疮。

运　用

（1）黄柏擅长清泻下焦湿热，可用于治疗湿热下注所致的泻痢、带下黄浊臭秽、痿证（痿证，中医病名，是指肢体痿弱无力，不能随意运动的一类病）等。

（2）黄柏善于泻相火、退骨蒸（骨蒸是中医术语，意思是好像热是从骨缝里蒸发出来一样，是阴虚生内热的一个症状。常见于阴虚火旺一类病），常用于治疗阴虚火旺所致的潮热盗汗、腰酸遗精等症。

（3）黄柏既能清热燥湿又能泻火解毒，可用于治疗疮疡肿毒，内服、外用均可。

苦参

主要来源　苦参为豆科植物苦参的干燥根。

性味归经　苦，寒；入心、肝、胃、大肠、膀胱经。

主要功效　清热燥湿，祛风杀虫，利尿。

运　用

（1）苦参清热燥湿，可用于治疗胃肠湿热所致的泄泻、痢疾、黄疸等症。

（2）苦参能杀虫止痒，是治疗湿热所致带下证以及某些皮肤病的常用药。

（3）苦参清热利尿，可用于治疗湿热蕴结所致的小便不利、灼热涩痛等症。

生地黄

主要来源　生地黄为玄参科植物地黄的新鲜或干燥块根。

性味归经　甘、苦，寒；入心、肝、肾经。

主要功效　清热凉血，养阴生津。

运　用

（1）生地黄是清热、凉血、止血的要药，其性甘寒质润，又能清热生津止渴，所以常用于治疗温热病热入营血，壮热烦渴，神昏舌绛等症。

（2）生地黄入肾经而滋阴降火，养阴津而泄伏热，可用于治疗阴虚内热所致的潮热骨蒸等症。

（3）生地黄治疗热病伤阴，烦渴多饮，常配用麦冬、沙参、玉竹等；治疗阴虚内热之消渴证，可配用山药、黄芪、山茱萸等；治疗温病津伤，肠燥便秘，可配用玄参、麦冬等。

玄参

主要来源	玄参为玄参科植物玄参的干燥根。
性味归经	甘、苦、咸，微寒；入肺、胃、肾经。
主要功效	清热凉血，泻火解毒，滋阴。

运 用

（1）玄参清热凉血，可用于治疗温病热入营分，身热夜甚、心烦口渴、舌绛脉数等症。

（2）玄参清热生津、滋阴润燥，可用于治疗热病伤阴，津伤便秘等症。

（3）玄参能泻火解毒，可用于治疗肝经热盛所致的目赤肿痛、瘟毒热盛所致的咽喉肿痛以及痰火郁结之瘰疬、痈肿疮毒等症。

牡丹皮

主要来源	牡丹皮为毛茛科植物牡丹的干燥根皮。
性味归经	苦、甘，微寒；入心、肝、肾经。
主要功效	清热凉血，活血祛瘀。

运 用

（1）牡丹皮擅长清营分、血分实热，能清热凉血止血。

（2）牡丹皮善于清透阴分伏热，是治疗温病伤阴，阴虚发热，夜热早凉、无汗骨蒸的要药。

（3）牡丹皮有活血祛瘀的功效，可用于治疗血滞经闭、痛经等症。

（4）牡丹皮善于散瘀消痈，可用于治疗火毒炽盛，痈肿疮毒以及瘀热互结所致的肠痈初起（肠痈是指瘀毒热结于肠，以持续伴有阵发性加剧的右下腹痛、肌紧张、反跳痛为特征的疾病。西医的急性阑尾炎属于肠痈的范畴）。

赤芍

主要来源　赤芍为毛茛科植物赤芍或川赤芍的干燥根。

性味归经　苦，微寒；入肝经。

主要功效　清热凉血，散瘀止痛。

运　用

（1）赤芍善清泻肝火，泄血分郁热，有凉血、止血的功效。可用于治疗肝经风热所致的目赤肿痛、羞明多眵（音：chī，指眼睛分泌出来的液体凝结成的淡黄色的东西。俗称"眼屎"）以及热毒壅盛，痈肿疮疡等症。

（2）赤芍能活血散瘀止痛，常用于治疗血滞经闭、痛经、癥瘕腹痛（妇科癥瘕为腹中有结块的病。坚硬不移动，痛有定处为"癥"；聚散无常，痛无定处为"瘕"。癥瘕涵盖了各种妇科良性肿瘤，病种较多，是妇科常见病、疑难病）、跌打损伤等。

金银花

主要来源　金银花为忍冬科植物忍冬、山银花等的干燥花蕾或带初开的花，又名"双花""忍冬"。

性味归经　甘，寒；入肺、心、胃、大肠经。

主要功效　清热解毒，疏散风热。

运　用

（1）金银花清热解毒，散痈消肿，是治疗一切内痈、外痈的要药。

（2）金银花善散肺经热邪，透热达表，常用于治疗外感风热或温病初起，身热头痛，咽痛口渴等症。

（3）金银花清热解毒，凉血，止痢，常用于治疗热毒痢疾，下痢脓血等症。

（4）金银花还能治疗咽喉肿痛、小儿热疮和痱子。

（5）金银花的茎藤称为"忍冬藤"，味甘性寒，入肺、胃经，具有清热解毒、疏风通络的功效。

连翘

主要来源 连翘为木樨科植物连翘的干燥果实。

性味归经 苦，微寒；入肺、心、胆、小肠经。

主要功效 清热解毒，消肿散结，疏散风热。

运　用

（1）连翘既能清心火，解疮毒，又能消散痈肿结聚，所以被称为"疮家圣药"。主要用来治疗痈肿疮毒、痰火郁结所致的瘰疬痰核（痰核：指皮下肿起如核的结块，多由湿痰流聚而成，结块多少不一，不红不肿，不硬不痛，用手触摸，如同果核状软滑而能移动，一般不会化脓溃破。痰核大多生于颈、项、下颌部，亦可见于四肢，肩背）等症。

（2）连翘苦，长于清心火，散上焦风热，常用于治疗风热外感或温病初起，头痛发热、口渴咽痛等症。

（3）连翘清心利尿，常用于治疗湿热壅滞所致之小便不利或淋沥涩痛等症。

蒲公英

主要来源 蒲公英为菊科植物蒲公英或同属数种植物的干燥全草。

性味归经 苦、甘，寒；入肝、胃经。

主要功效 清热解毒，消肿散结，利湿通淋，清胃消瘀定痛。

运　用

（1）蒲公英既能清解火热毒邪，又能泄滞降气，是清热解毒、消痈散结的佳品。主治内外热毒疮痈，兼能疏郁通乳，是治疗乳痈之要药。

（2）蒲公英清利湿热，利尿通淋，对湿热引起的淋证、黄疸等有较好的疗效。

（3）蒲公英对于瘀热型的胃炎、胃溃疡效果极佳，对幽门螺旋杆菌有很强的抑制作用，临床上寒证、热证均可用。

（4）蒲公英还有清肝明目的作用，可用于治疗肝火上炎引起的目赤肿痛，可单用取汁点眼，或浓煎内服；亦可与菊花、夏枯草、黄芩等配伍使用。

土茯苓

主要来源　土茯苓为百合科植物光叶菝葜的干燥根茎。

性味归经　甘、淡，平；入肝、胃经。

主要功效　解毒，除湿，通利关节。

运　　用

（1）土茯苓解毒利湿，通利关节，又兼解汞毒，对梅毒或因梅毒服汞剂中毒而致肢体拘挛、筋骨疼痛者疗效尤佳，为治梅毒的要药。

（2）土茯苓解毒利湿，可用于治疗湿热引起的热淋、带下、湿疹、湿疮等。

（3）土茯苓是治疗痛风的要药。

鱼腥草

主要来源　鱼腥草为三白草科植物蕺菜的干燥地上部分。

性味归经　辛，微寒；入肺经。

主要功效　清热解毒，消痈排脓，利尿通淋。

运　　用

（1）鱼腥草以清解肺热见长，又具消痈排脓之效，是治疗肺痈的要药。

（2）鱼腥草清热除湿、利水通淋，善清膀胱湿热，治疗小便淋沥涩痛。

（3）鱼腥草还能清热止痢，用于治疗湿热泻痢。

马齿苋

主要来源　马齿苋以全草入药。

性味归经　酸，寒；入肝、大肠经。

主要功效　清热解毒，凉血止血，止痢。

运 用

（1）马齿苋清热解毒，凉血止痢，是治疗痢疾的常用药物。

（2）马齿苋凉血消肿，可用于治疗血热毒盛，痈肿疮疡，丹毒肿痛等。

（3）马齿苋清热凉血，收敛止血，可用于治疗血热妄行，崩漏下血等。

（4）马齿苋能促进胰岛素分泌，降低血糖，还能降脂、降压，预防血栓形成。

地骨皮

主要来源	地骨皮为茄科植物枸杞或宁夏枸杞的干燥根皮。
性味归经	甘，寒；入肺、肝、肾经。
主要功效	凉血除蒸，清肺降火。

运 用

（1）地骨皮清肝肾之虚热，除有汗之骨蒸，是退虚热、疗骨蒸的佳品。

（2）地骨皮善清泄肺热，除肺中伏火，多用于治疗肺火郁结，气逆不降，咳嗽气喘，皮肤蒸热等症。

（3）地骨皮清热、凉血止血，常用于治疗血热妄行的吐血、衄血、尿血等。

（4）地骨皮清热除蒸泻火的同时又能生津止渴，所以常与生地黄、天花粉、五味子等同用，治疗内热消渴。

泻下药

大黄

主要来源 大黄为蓼科植物掌叶大黄或药大黄的根茎,又名:川军。

性味归经 苦,寒;入脾、胃、大肠、心包、肝经。

主要功效 攻积导滞,泻火凉血,行瘀通经。

运 用

(1)大黄清热泻火、泻下通便、清除积滞,可用于治疗大便不通和积滞泻痢、里急后重、溏而不爽以及热结便秘、高热神昏等症。

(2)大黄有泻血分实热的功效,可用于治疗血热妄行的吐血、衄血以及血分实热所致的目赤肿痛、热毒疮疖等症。

(3)大黄破血行瘀,可用于治疗产后瘀滞腹痛,瘀血凝滞、月经不通以及跌打损伤、瘀滞作痛等症。

(4)大黄又可清热化湿治疗黄疸,多与茵陈、栀子等配伍应用。

(5)大黄少量,配合乌贼骨,可清热而制酸,治胃痛泛酸、脘部灼热等症。

(6)将大黄研末,还可作为烫伤及热毒疮疡的外敷药,具有清热解毒的作用。

(7)大黄通便用时,宜后下,或用沸开水泡汁,否则药效会减弱。

芒硝

主要来源 芒硝为天然产的硫酸钠经精制而成,又名:朴硝、玄明粉、元明粉。

性味归经 辛、咸、苦,大寒;入胃、大肠、三焦经。

主要功效 泻热通便。

运 用

(1)芒硝润燥通便而泻实热,用于治疗实热积滞、大便秘结等症。

（2）芒硝外用能清热消肿，如皮肤疮肿，或疮疹赤热、痒痛，可用本品溶于冷开水中涂抹；口疮、咽痛，可用本品配合硼砂、冰片等外吹患处，有清凉、消肿、止痛的功效。

（3）芒硝冲入药汁内或开水中溶化后服用，不用煎煮。

芦荟

主要来源 芦荟是百合科植物库拉索芦荟草、好望角芦荟草或其同属他种植物叶茎切断后流出的汁液，经浓缩的制成品。

性味归经 苦，寒；入肝、胃、大肠经。

主要功效 泻热通便，杀虫，凉肝。

运 用

（1）芦荟凉肝清热、泻火通便，能治疗热结便秘、头晕目赤、烦躁失眠等症；对肝经实火，头晕头痛、躁狂易怒兼大便秘结者，可以起到"釜底抽薪"的功效。

（2）芦荟的药理作用非常广泛，而且具有很高的保健价值。主要包括以下几方面：①抗细菌、真菌作用。②促进伤口愈合。③提高免疫力。④消炎作用。⑤增强机体噬菌、解毒排毒和清洁功能。⑥抗肿瘤作用。⑦美容作用：能加速皮肤新陈代谢，增强皮肤弹性，使之显得柔软、光滑、丰满，还可以消除粉刺、雀斑、皲裂等。⑧减肥。

火麻仁

主要来源 火麻仁为大麻科植物大麻的果实。

性味归经 甘，平；入脾、胃、大肠经。

主要功效 润肠通便。

运 用

火麻仁体润多汁，性甘平，能润燥滑肠，兼有滋养补虚的作用，多用于体质较为虚弱、津血枯少的肠燥便秘治疗。

祛风湿药

独活

主要来源　独活为伞形科草本植物重齿毛当归的根，又名：独摇草。古人称独活是一茎直上，不为风摇；有风不动，无风自摇。所以称为独活。

性味归经　辛、温，微苦；入肝、肾、膀胱经。

主要功效　祛除风湿，散寒解表。

运　用

（1）独活发散风寒湿邪而解表。

（2）独活散风胜湿，能治少阴经头痛，宜与细辛、川芎同用。

（3）独活宣通百脉，通筋骨而利关节，尤善于治疗下半身的风湿痹痛。

威灵仙

主要来源　威灵仙为毛茛科植物威灵仙棉团铁线莲或东北铁线莲的根和根茎。

性味归经　辛、咸，温；入膀胱经。

主要功效　祛除风湿，治骨鲠。

运　用

（1）威灵仙祛除风湿，通络止痛，是治疗风湿痹痛以及脚气疼痛（这里说的脚气，又称脚弱，以足胫麻木、酸痛、软弱无力为主要症状）的常用药物。

（2）威灵仙能治诸骨鲠喉，可单用威灵仙15克，水煎，或加米醋煎汁，分数次含口中，缓缓吞咽。

秦艽

主要来源 秦艽为龙胆科草本植物秦艽、麻黄秦艽、小秦艽等的根。

性味归经 苦、辛，平；入胃、肝、胆经。

主要功效 祛除风湿，退黄疸，除虚热。

运用

（1）秦艽祛风湿、舒筋络，常用于治疗风湿痹痛、关节拘挛、手足不遂等症。本品药性润而不燥，无论寒湿、湿热、痹证新久，皆可应用。

（2）秦艽能退除虚热，可用于治疗骨蒸潮热。

（3）秦艽能化湿退黄，可用于治疗湿热黄疸。

豨莶草

主要来源 豨莶草为菊科草本植物豨莶、腺梗豨莶或毛梗豨莶的地上部分。

性味归经 苦，寒；入肝、肾经。

主要功效 祛除风湿，强健筋骨，清热解毒。

运用

（1）豨莶草是祛除风湿的要药，多用于风湿痹痛、筋骨不利等症的治疗。豨莶草又有清热化湿的作用，所以痹痛偏于湿热的病尤为适用。

（2）豨莶草酒治蒸熟后能强筋骨，可用于治疗四肢麻痹、腰膝无力、中风口眼斜、半身不遂等症。

（3）豨莶草生用还能清热解毒，可用于疮疡肿毒以及风疹湿疮、皮肤瘙痒等症的治疗。

（4）豨莶草有降压作用。

木瓜

主要来源 木瓜为蔷薇科灌木贴梗海棠的成熟果实。

性味归经 酸，温；入肝、脾经。

主要功效　除湿利痹，缓急舒筋，消食，治脚气。

运　　用

（1）木瓜除湿通络，是治疗风湿痹痛、筋脉拘挛等症的常用药，多用于风湿痹痛的腰膝酸痛者。

（2）木瓜能缓急舒筋，是治疗吐泻转筋的要药。常用于治疗暑湿霍乱，吐泻转筋等症。

（3）木瓜又是治疗脚气肿痛要药（这里说的脚气，又称脚弱。以足胫麻木、酸痛、软弱无力为主要症状）。

（4）木瓜还有消食的作用，可用于消化不良等症的治疗。

络石藤

主要来源　络石藤为桃科潘援藤本植物络石的干燥带叶藤茎。

性味归经　苦，微寒；入心、肝、肾经。

主要功效　祛风通络，凉血消痈。

运　　用

（1）络石藤祛风而舒筋活络，适用于治疗风湿痹痛偏热者。

（2）络石藤凉血清热而消痈，可用于治疗疮疡肿痛等症。

海风藤

主要来源　海风藤是胡椒科植物海风藤的藤茎。

性味归经　辛、苦，微温；入肝经。

主要功效　祛风通络。

运　　用

适用于风湿痹痛、关节酸痛、屈伸不利等症的治疗。

桑寄生

主要来源　桑寄生为桑寄生科小灌木斛寄生的带叶茎枝。

性味归经：苦，平；入肝、肾经。

主要功效：祛风湿，补肝肾，强筋骨，养血安胎。

运　用

（1）桑寄生既能祛除风湿，又能补肝肾、强筋骨，治疗风湿痹痛、肝肾不足、腰膝酸痛等症最为适宜。

（2）桑寄生是补益肝肾的要药，常用于老人体虚、妇女经多带下而肝肾不足、腰膝疼痛、筋骨无力等症的治疗。

（3）桑寄生有养血安胎的功效，可用于肝肾虚亏、冲任不固所致胎漏下血、胎动不安等症的治疗。

（4）桑寄生有降压的作用。

桑枝

主要来源　桑枝为桑科乔木桑的嫩枝。

性味归经　苦，平；入肝经。

主要功效　祛风通络。

运　用

桑枝善于祛风，通利关节，常用于风湿痹痛的治疗。桑枝善走上肢，尤适宜于治疗肩背酸痛，经络不利等症，可单味熬膏服用。

白花蛇

主要来源　白花蛇为游蛇科动物五步蛇的干燥尸体。

性味归经　甘、咸，温，有毒；入肝经。

主要功效　祛风通络，定惊止痛。

运　用

（1）白花蛇祛风通络，透骨搜风，可用于治疗风湿痹痛、筋脉拘急，或口眼歪斜、语言蹇涩，或筋脉挛急、肌肉麻痹等症。

（2）白花蛇定惊止痉，可用于治疗破伤风，痉挛抽搐以及小儿惊风痉厥等症。

（3）白花蛇有祛风攻毒的功效，可用于痛风、疥癣的治疗。

乌梢蛇

主要来源	乌梢蛇，即游蛇科动物乌梢蛇除去内脏的干燥体。
性味归经	甘，平；入肝经。
主要功效	功效与白花蛇相近而药力较弱。

☯ 芳香化湿

藿香

主要来源	藿香为唇形科草本植物广藿香或藿香的地上部分。
性味归经	辛，温；入脾、胃、肺经。
主要功效	化脾醒湿，辟秽和中，解暑，发表。
运　用	

（1）藿香是醒脾化湿的要药，适用于治疗湿阻中焦、脘闷纳呆等症。

（2）藿香芳香辟秽浊而能和理脾胃，常用于治疗感受秽浊、呕吐泄泻等症。

（3）藿香微温，化湿而不燥热，又善于解暑，是解暑的要药。藿香治疗暑湿之症，不论偏寒、偏热，都可应用。

（4）藿香既能化湿，又能解表，适用于外感风寒兼湿阻中焦的恶寒发热、胸脘满闷等症的治疗。

（5）藿香还常用于治疗鼻渊（鼻渊是中医病名，是指鼻流浊涕，如泉下渗，量多不止为主要特征的鼻病。常伴头痛、鼻塞、嗅觉减退，鼻窦区疼痛，久则虚眩不已，是鼻科常见病、多发病之一）。

佩兰

主要来源	佩兰为菊科草本植物佩兰的地上部分，又名佩兰叶。

性味归经 辛，平；入脾、胃经。

主要功效 化湿醒脾，解暑。

运 用

佩兰善于化湿醒脾，功效与藿香相似，治疗湿阻脾胃证时，两药常常联合应用。佩兰气味清香，性平不温，又是治疗湿温病的要药，常与藿香、黄芩、薏苡仁等药配合应用。佩兰又适用于治疗湿热内阻、口中甜腻多涎、口气腐臭等症。此外，佩兰常配用藿香、厚朴、荷叶等治疗暑湿症。

苍术

主要来源 苍术为菊科草本植物茅苍或北苍或关苍的根茎。

性味归经 辛、苦，温；入脾、胃经。

主要功效 燥湿健脾，祛风湿，解表，明目。

运 用

（1）苍术温燥而辛烈，主要用于寒湿较重的病证，一般以舌苔白腻厚浊作为选用的依据。常用于治疗湿阻脾胃，而见脘腹胀满、食欲不振、倦怠乏力、舌苔白腻厚浊等症。

（2）苍术既能温燥除湿，又能辛散祛风，散除经络肢体的风湿之邪，对寒湿偏重的痹痛尤为适宜。

（3）苍术辛散，兼能散寒解表，适用于治疗感受风寒湿邪的头痛、身痛、无汗等症。

（4）苍术生用有明目的功效，是治疗夜盲症（夜盲是指白天视觉几乎正常，黄昏时光线渐暗则视物不清，对弱光敏感度下降，暗适应时间延长的重症表现。多因维生素A缺乏所致，也有先天夜盲者。又名"雀目""雀盲"）的要药。

砂仁

主要来源 砂仁为姜科草本植物阳春砂或海南砂或缩砂的成熟果

实，又名缩砂仁、春砂仁、阳春砂。

性味归经　辛，温；入脾、胃、肾经。

主要功效　化湿行气，温中止泻，安胎。

运　用

（1）砂仁善于化湿行气，是醒脾和胃的良药，常用于治疗湿阻脾胃引起的食欲不振、呕吐泄泻等症。

（2）砂仁能温中止泻，常用于治疗脾胃虚寒所致的腹痛泄泻。

（3）砂仁能安胎，可用于治疗胎动不安，妊娠恶阻（妊娠恶阻是指妊娠早期出现恶心呕吐，头晕倦怠，甚至食入即吐的症状）等症。

砂仁入汤剂时宜后下。

厚朴

主要来源　厚朴为木兰科乔木厚朴或凹叶厚朴的干皮、根皮及枝皮。

性味归经　苦、辛，温；入脾、胃、肺、大肠经。

主要功效　燥湿行气，降逆平喘。

运　用

（1）厚朴既能温燥寒湿，又能行气宽中，是消胀除满的要药。

（2）厚朴温化痰湿，下气降逆，可用于治疗痰湿内蕴、胸闷喘咳等症。

白豆蔻

主要来源　白豆蔻为姜科草本植物白豆蔻或爪哇白豆蔻的成熟果实。

性味归经　辛，温；入肺、脾、胃经。

主要功效　化湿行气，温中止呕。

运　用

（1）白豆蔻化湿醒脾，兼能行气，对湿阻气滞证疾病的治疗作用较好。

（2）白豆蔻温中散寒，具有止呕作用。

白豆蔻入汤剂宜后下。

利水渗湿药

茯苓

主要来源 茯苓为多孔菌科真菌茯苓菌核的白色部分。

性味归经 甘、淡，平；入心、肺、脾、肾经。

主要功效 利水渗湿，健脾，化痰，宁心安神。

运 用

（1）茯苓利水渗湿，药性平和，利水而不伤正气，是健脾利水渗湿的要药。凡小便不利、水湿停滞的疾病，不论是寒湿、湿热，还是脾虚，均可用茯苓。

（2）茯苓能养心安神，可用于治疗心神不安、心悸、失眠等症。

茯苓皮

主要来源 即茯苓菌核的外皮。

性味归经 甘、淡，平。

主要功效 利水消肿。

茯神

主要来源 即茯苓菌核中间抱有松根的部分。

性味归经 甘，平。

主要功效 宁心安神。

运 用
适用于治疗心悸怔忡、失眠健忘等症。

薏苡仁

主要来源 薏苡仁为禾本科草本植物薏苡的成熟种仁。

性味归经　甘、淡，微寒；入脾、肾、肺经。

主要功效　利水渗湿，健脾，除痹，排脓消痈。

运　　用

（1）薏苡仁健脾利水渗湿，适用于治疗脾虚有湿的泄泻、带下以及脾虚水肿等症。薏苡仁能祛除湿邪、缓和拘挛，可用于治疗湿滞皮肉筋脉所引起的痹痛拘挛等症。

（2）薏苡仁上能清肺热，下利肠胃湿热，常用于治疗内痈，具有排脓消痈之功。

（3）薏苡仁清利湿热宜生用，健脾宜炒用。

车前子

主要来源　车前子为车前科草植物车前或平车前的成熟种子。

性味归经　甘，寒；入肝、肾、小肠、肺经。

主要功效　清热利水通淋，渗湿止泻，清肝明目，祛痰止咳。

运　　用

（1）车前子具有良好的通利小便、渗湿泄热的功效，常用于治疗湿热下注、小便淋沥涩痛、水肿、小便不利等症。

（2）车前子能渗利水湿，分清泌浊而止泻，以治湿热泄泻为宜。

（3）车前子清肝热而明头目，不论虚实，都可配用。

（4）车前子有祛痰止咳之功，适用于治疗肺热咳嗽。

（5）车前子入汤剂宜包煎。

车前草

主要来源　即车前的全草。

性味归经　甘，寒；入肝、肾、小肠、肺经。

主要功效　与车前子相似，且能清热解毒

运　　用

常用于疮疡肿痛的治疗。

滑石

主要来源 滑石为硅酸盐类矿物滑石族滑石的矿石，主要含含水硅酸镁。

性味归经 甘、淡，寒；入胃、膀胱经。

主要功效 清热利水通淋，清解暑热。

运 用

（1）滑石是清热利水通淋的常用药，常用于治疗小便不利、淋沥涩痛等症。

（2）滑石能消暑、渗湿泄热。

（3）滑石外用还能清热收湿，治疗湿疹、痱子等，可配用石膏、炉甘石、枯矾等。

金钱草

主要来源 金钱草为报春花科草本植物过路黄的全草。

性味归经 甘、淡，寒；入肝、胆、肾、膀胱经。

主要功效 清热利水通淋，除湿退黄，解毒。

运 用

（1）金钱草是清热利尿通淋的要药，常用于治疗热淋，尤善治疗石淋，可单味浓煎代茶饮服。

（2）金钱草能清热利湿，利疸退黄，可用于治疗湿热黄疸。

（3）用鲜金钱草捣汁饮服，以渣外敷局部，可用于疔疮肿毒、蛇虫咬伤及烫伤等的治疗。

萆薢

主要来源 萆薢为薯蓣科草本植物背薯蓣或绵草的干燥根茎。

性味归经 苦，平；入肝、胃、膀胱经。

主要功效 利湿通淋，祛除风湿。

（1）萆薢能利水湿而分清泌浊，是治疗下焦湿浊郁滞所致膏淋（膏淋的主要症状：小便浑浊，乳白或如米泔水，上有浮油，置之沉淀，或伴有絮状凝块物，或混有血液、血块，尿道热涩疼痛，尿时阻塞不畅等）的要药。

（2）萆薢能祛风湿而舒筋通络，常用于治疗风湿痹痛等。

茵陈

主要来源　茵陈为菊科草本植物滨蒿或茵陈蒿的幼苗。

性味归经　苦，微寒；入脾、胃、肝、胆经。

主要功效　清热利湿，退黄疸。

运　用

茵陈苦泄下降，专功清利湿热，是治疗黄疸的要药，主要用于湿热熏蒸而发生黄疸的疾病，可单用一味，大剂量煎汤内服。

冬瓜皮

主要来源　冬瓜皮为葫芦科草本植物冬瓜的外层果皮。

性味归经　甘，微寒；入脾、胃、大肠、小肠经。

主要功效　利水消肿。

运　用

冬瓜皮有通利小便、排出水湿以消除肿胀的功效，一般用作利水的辅助之品。

冬瓜子

主要来源　即冬瓜的种子。

性味归经　甘，寒；入脾、胃、大肠、小肠经。

主要功效　能清肺、化痰、排脓。

运 用

适用于肺热咳嗽、肺痈、肠痈等的治疗。

赤小豆

主要来源 赤小豆为豆科本草植物赤小豆或赤豆的成熟种子。

性味归经 甘、酸，平；入心、小肠经。

主要功效 利水消肿，利湿退黄，消肿排脓。

运 用

（1）赤小豆性善于下行，通利水道，使水湿下泄而消肿，常用于治疗水肿胀满、脚气浮肿等症。

（2）赤小豆清热利湿退黄，可用于湿热黄疸轻症的治疗。

（3）赤小豆消肿排脓，可用于疮疡肿毒的治疗。

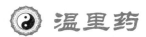

温里药

附子

主要来源 附子为毛茛科多年生草本乌头的子根。

性味归经 大辛，大热，有毒；入心、脾、肾经。

主要功效 回阳救逆，温脾肾，散寒止痛。

运 用

（1）附子辛烈而热，主要用于治疗冷汗自出、四肢厥逆、脉微弱等症。

（2）附子能峻补元阳，常用于治疗脾肾阳虚所致的畏寒肢冷、脘腹冷痛、便溏等症。

（3）附子药性温热，能祛除寒湿，对风湿痹痛属于寒气偏胜者，有良好的散寒止痛作用。

（4）附子一般必须经过炮制，减低毒性后使用，生附子毒性较熟附子强，须严格控制使用，一般只供外用。熟附子入汤剂要先煎。

（5）附子中毒的主要症状：先有唇舌发麻、恶心，手足发麻，继之运动不一、呕吐、心慌、面白、肤冷、胸闷、烦躁、痛觉减退、心跳慢弱、血压下降、呼吸缓慢、吞咽困难、言语障碍、呼吸中枢抑制。间有抽搐，急性心源性脑缺血综合征。

川乌

主要来源 川乌为毛茛科多年生草本乌头的干燥母根。

性味归经 辛，温，有毒；入心、脾、肾经。

主要功效 祛风湿，散寒止痛。

运　　用

主治风寒湿痹、半身不遂、寒疝腹痛、阴疽、跌打伤痛等症。

草乌

主要来源 草乌为毛茛科多年生草本北乌头属植物块根的通称。

性味归经 辛，温，有毒；入心、脾、肾经。

主要功效 与川乌相似。

运　　用

附子与乌头虽同属一物，但因炮制方法稍有不同，在应用上也有差异。一般认为附子以补火回阳较优，乌头以散寒止痛见长。生附子、生川乌、生草乌皆有剧毒，内服须加炮制，入汤剂须经久煎；生者一般只供外用，但如皮肤破损者则不宜应用。

肉桂

主要来源 肉桂为樟科植物桂树的树皮。

性味归经 辛、甘，大热；入肝、肾、脾经。

主要功效　温中补阳，散寒止痛。

运　用

（1）肉桂为大热之品，有温补阳气的作用，适用于治疗脾肾阳虚、畏寒肢冷、脘腹冷痛、食少溏泻、阳痿、尿频等症。

（2）肉桂温中散寒而止痛，对虚寒性的脘腹疼痛，单用一味，即有疗效。

（3）肉桂含有挥发油，不宜久煎，须后下，或另泡汁服。

吴茱萸

主要来源　吴茱萸为芸香科植物吴茱萸的未成熟果实。

性味归经　辛、苦，大热，有小毒；入肝、胃、脾、肾经。

主要功效　温中止痛，降逆止呕，杀虫。

运　用

（1）吴茱萸温散开郁、疏肝暖脾，善解肝经郁滞，而有行气止痛的良效。常用于脘腹冷痛，疝痛，脚气疼痛以及经行腹痛等症的治疗。

（2）吴茱萸能降逆止呕，可用于治疗肝胃不和而致呕吐涎沫等症。

小茴香

主要来源　小茴香为伞形科植物茴香的成熟果实。

性味归经　辛，温；入肝、肾、脾、胃经。

主要功效　理气止痛，调中和胃。

运　用

（1）小茴香散寒理气止痛，是治疗寒疝腹痛，睾丸偏坠，脘腹冷痛的常用药。

（2）小茴香能调中醒脾、开胃进食，可用于治疗胃寒呕吐、食欲减退等症。

胡椒

主要来源	胡椒的药用部位为胡椒科植物胡椒的果实。
性味归经	辛，热；入胃、大肠经。
主要功效	温中散寒。

运　用

胡椒性热，具有温中散寒的功效，可用于治疗胃寒呕吐、腹痛泄泻等症。也可单味研粉放膏药中，外贴脐部，治疗胃寒腹痛泄泻。

高良姜

主要来源	高良姜为姜科植物高良姜的根茎。
性味归经	辛，热；入脾、胃经。
主要功效	散寒止痛。

运　用

高良姜善散脾胃寒邪，且有温中止痛之功，适用于脘腹冷痛等的治疗。因为它温中散寒的作用较好，所以还可用于治疗胃寒呕吐。

理气药

陈皮

主要来源	陈皮为云香科小乔木橘及其栽培变种的成熟果皮。
性味归经	辛、苦，温；入脾、肺经。
主要功效	行气除胀满，燥湿化痰，健脾和中。

运　用

（1）陈皮长于理气，既能行散肺气壅遏，又能行气宽中，常用于治疗肺气壅滞、胸膈痞满以及脾胃气滞、脘腹胀满等症。

（2）陈皮健脾开胃行气，常用于治疗脾虚饮食减少、消化不良，恶心呕吐以及湿阻脾胃所致的脘腹胀闷、便溏苔腻等症；陈皮又善于燥湿化痰，是治疗湿痰壅肺、痰多咳嗽的常用药。

橘络

主要来源 橘络为橘瓤上的筋膜（是橘的中果及内果皮之间的维管束群）。

性味归经 苦，平。

主要功效 化痰理气通络。

化橘红

主要来源 化橘红为芸香科植物橘及其栽培变种的干燥外层果皮。秋末冬初果实成熟后采收，用刀削下外果皮，晒干或阴干。

性味归经 苦、辛，温。

主要功效 燥湿化痰，理气，消食。

枳实

主要来源 枳实为云香科植物酸橙及其栽培变种或甜橙的幼果。

性味归经 苦，微寒；入脾、胃、大肠经。

主要功效 行气除胀满，化痰开痹，消积导滞。

运用

（1）枳实理气行气作用较强，能行气滞、除胀满，常用于治疗胸腹胀满、食积不化、脘腹胀满之症。

（2）枳实能化痰，可用于治疗胸痹结胸以及痰多咳嗽，风痰眩晕等症。

（3）枳实消积导滞，可用于治疗便秘腹痛、泻痢后重等症。

枳壳

主要来源 枳壳为云香科小桥木香橼、酸橙等植物的成熟果实。

性味归经 苦，微寒；入脾、胃、大肠经。

主要功效 功效与枳实相似。但力薄性缓，以行气宽中除胀为主。

佛手

主要来源 佛手为云香科小乔木或灌木佛手柑的果实。

性味归经 辛、苦、酸，温；入肺、脾、胃、肝经。

主要功效 疏肝理气，化痰宽胸。

运 用

佛手气味清香，药性平和，虽属辛苦而温之品，却无燥烈之弊，能入肺、脾、胃、肝四经，对诸气滞均可应用，常用于治疗胁肋疼痛，胸腹胀痛等症。

木香

主要来源 木香为菊科本草植物木香的根。

性味归经 辛、苦，温；入脾、胃、大肠、胆经。

主要功效 行气止痛。

运 用

（1）木香辛温通散，善于行气而止痛，是行散胸腹气滞的常用要药，常用于治疗胸腹胀痛、胁肋疼痛以及泻痢腹痛等症。

（2）在补药方中加用木香，可以舒畅气机，使补药补而不滞。

香附

主要来源 香附为莎草科草本植物莎草的根茎。

性味归经 辛、微苦、甘，平；入肝、三焦经。

主要功效　疏肝理气，活血调经。

运　用

（1）香附长于疏肝理气、止痛，常用于治疗肝气郁滞所致的胸胁胀闷疼痛等症。

（2）香附能活血调经，是妇科的常用药。适用于治疗月经不调、经行腹痛以及经前乳房胀痛等症。

沉香

主要来源　沉香为瑞香科乔木沉香以及白木香含有树脂的木材。沉香能沉于水，且气味芳香，所以称为沉香。

性味归经　辛、苦，温；入脾、胃、肾经。

主要功效　降气止呕，温肾纳气，行气止痛。

运　用

（1）沉香温中降逆，可用于治疗脾胃虚寒、呕吐呃逆之症。

（2）沉香温肾助阳，对下元虚冷、肾不纳气的虚喘，疗效颇佳。

（3）沉香温通祛寒，行气止痛，常用于治疗寒凝气滞胸腹胀痛等症。

荔枝核

主要来源　荔枝核为无患子科乔木荔枝的成熟种子。

性味归经　辛，温；入肝经。

主要功效　疏肝理气，散结止痛。

运　用

荔枝核疏肝理气、散结止痛，是治疗肝经寒凝气滞所致的疝气、睾丸肿痛的要药；又可用于治疗脘腹疼痛、痛经、产后腹痛等症。

玫瑰花

主要来源 玫瑰花为蔷薇科灌木植物玫瑰的花蕾。

性味归经 甘、微苦，温；入肝、脾经。

主要功效 疏肝理气，和血散瘀。

运　用

（1）玫瑰花善于疏肝理气而解郁，主要适用于肝气郁结、肝胃不和所致的胁肋、胸腹、脘腹闷胀痛等症的治疗。

（2）玫瑰花和血散瘀，可用于治疗月经不调、损伤瘀血等症。

旋覆花

主要来源 旋覆花为菊科草本植物旋覆花或欧亚旋覆花的头状花序。

性味归经 苦、辛、咸，微温；入肺、脾、大肠经。

主要功效 降气止呕，化痰止咳。

运　用

（1）旋覆花善于降胃气而止嗳气呃逆。

（2）旋覆花可化痰饮、下肺气，适用于治疗痰壅气逆以及痰饮蓄结所致的喘咳痰多之症。

代赭石

主要来源 代赭石为氧化物类矿物刚玉族赤铁矿的矿石。

性味归经 苦，寒；入肝、心包经。

主要功效 降气止呕定喘，凉血止血，平抑肝阳。

运　用

（1）代赭石既能降胃气、止嗳气呃逆；又能降肺气、定喘嗽。

（2）代赭石凉血止血，可用于治疗吐血、衄血，崩漏等症。

（3）代赭石能平肝阳，可用于治疗肝阳上亢、眩晕耳鸣等症。

（4）代赭石生用须先煎。

消食药

山楂

主要来源	山楂为蔷薇科乔木或大灌木山里红山楂或野山楂的成熟果实。
性味归经	酸、甘，微温；入脾、胃、肝经。
主要功效	消食化积，活血化瘀。

运　用

（1）山楂有很强的消食力，尤能消化油腻肉积，是治疗食积停滞的常用要药。

（2）山楂活血化瘀，可用于治疗产后瘀滞腹痛、恶露不尽。

神曲

主要来源	神曲为辣蓼、青蒿、杏仁等药加入面粉或麸皮混合后，经发酵而成的曲剂。
性味归经	甘、辛，温；入脾、胃经。
主要功效	消食和胃。

运　用

神曲具有消食和胃的功效，适用于治疗饮食积滞、脘闷腹胀、消化不良等症。

麦芽

主要来源	麦芽为禾本科植物大麦的成熟果实经发芽后，低温干燥而得。
性味归经	咸，平；入脾、胃经。
主要功效	消食和中，回乳。

運　用

（1）麦芽可促进食物的消化，尤能消米面食积。常用于食积不化，脘闷腹胀以及脾胃虚弱，食欲不振等症的治疗。

（2）麦芽有回乳的功效，可用于断乳及乳汁郁积引起的乳房胀痛等症。

莱菔子

主要来源	莱菔子为十字花科植物莱菔的成熟种子。
性味归经	辛、甘，平；入脾、胃、肺经。
主要功效	消食化积，祛痰下气。

運　用

（1）莱菔子能消食化积、行滞除胀，常用于治疗食积停滞，胃脘痞满、嗳气吞酸、腹痛泄泻、腹胀不舒等症。

（2）莱菔子下气化痰的作用非常显著，常与白芥子、紫苏子等配伍应用治疗咳嗽、痰多、气喘等症。

鸡内金

主要来源	鸡内金为脊椎动物雉科家鸡的砂囊角质内膜，俗称鸡肫皮。
性味归经	甘，平；入脾、胃、小肠、膀胱经。
主要功效	消食积，止遗尿。

運　用

（1）鸡内金有运脾之功，可用于食积不化，脘腹胀满以及小儿疳积等的治疗。消化不良症状较轻者，可单用本品炒燥后研成细末，开水调服。

（2）鸡内金能缩尿止遗，可用于治疗遗精、遗尿等症。

（3）婴儿腹泻多是由于饮食不节，消化功能紊乱所致，在夏秋之际发病率较高。主要表现为呕吐、腹泻、泻下黄绿色或蛋花水样稀粪，严重者可引起脱水、电解质紊乱。方法：炙鸡内金12克，白术20克，炒黄研末过筛；苹果一只连皮放在瓦片上用武火煨烂后，去皮、核，取果肉

50克捣烂，与上二药混合成糊状，装入罐中备服。每次15克，每日4次，开水冲服。一般2天后，症状即可好转。

止血药

大蓟

主要来源	大蓟为菊科植物的全草。
性味归经	甘，凉；入肝经。
主要功效	凉血止血。

运 用

用于治疗咯血、衄血、崩漏、尿血等症，又可用于疮痈肿毒，无论内服、外敷，都有散瘀消肿的功效。

槐花

主要来源	槐花为豆科植物槐树的花蕾。
性味归经	苦，微寒；入肝、大肠经。
主要功效	凉血止血。

运 用

（1）槐花主要用于出血属于血热的病，炒炭用善治下部出血，多用于治疗便血、痔血等症。

（2）生槐花、生槐米多用于治疗高血压。

地榆

| 主要来源 | 地榆为蔷薇科植物地榆的根及根茎。 |
| 性味归经 | 苦、酸，微寒；入大肠经。 |

主要功效　凉血止血，泻火敛疮。

运　　用

（1）地榆善于治疗下部出血的病，尤其适宜治疗痔血、便血、崩漏等。

（2）地榆泻火毒并有收敛作用，烫伤后，取生地榆研极细末，麻油调敷，可使疼痛减轻，愈合加速，为治疗烫伤的要药。

（3）地榆炭（炒至外黑内呈老黄色为度）用以止血；生地榆研末，外用可治烫伤。

仙鹤草

主要来源　仙鹤草为蔷薇科草本植物龙牙草的地上部分。

性味归经　苦，平；入肝、肺、脾经。

主要功效　止血，补虚。

运　　用

（1）仙鹤草止血，作用广泛，可用于治疗身体各部分出血，且无论寒、热、虚、实者均可应用。

（2）仙鹤草补虚强壮，可用于治疗脱力劳伤之症，民间称之为"脱力草"，常与大枣同煎服。

白及

主要来源　白及为兰科植物白及的块茎。

性味归经　苦、甘、涩，微寒；入肝、肺、胃经。

主要功效　收敛止血，消肿生肌。

运　　用

（1）白及收敛止血，主要用于肺、胃出血疾病的治疗。

（2）用于治疗疮疡肿痛，溃疡久不收口，手足皲裂等症。

（3）白及有消肿生肌的功效，治疗疮疡，不论已溃未溃均可应用。

（4）白及可切片煎服，也可研粉吞服或开水调服或外用。

三七

主要来源	三七为五加科植物的根，又名参三七、田七。
性味归经	甘、微苦，温；入肝、胃经。
主要功效	祛瘀止血，活血止痛。
运　用	

（1）三七有良好的止血作用，并有活血化瘀的功效，有"止血不留瘀"的特点，对人体各种出血均可应用。

（2）三七活血化瘀，尤善于止痛，可用于治疗瘀滞疼痛和伤痛。

（3）三七多数是研粉吞服。

蒲黄

主要来源	蒲黄为相蒲科植物水烛的花粉。
性味归经	甘，平；入肝、心包经。
主要功效	收敛止血，活血祛瘀。
运　用	

（1）蒲黄收敛止血作用较佳，各种出血都可以应用。

（2）蒲黄生用能活血祛瘀，常用于治疗心腹疼痛、产后瘀痛、痛经等。

（3）生蒲黄主要用于活血祛瘀，蒲黄炭、炒蒲黄主要用于止血。

（4）蒲黄入汤剂一般要包煎。

茜草

主要来源	茜草为茜草科植物茜草的根及根茎。
性味归经	苦，寒；入肝经。
主要功效	凉血止血，行血祛瘀。
运　用	

（1）茜草炒炭用能凉血而止血，主要用于治疗血热妄行的各种出血病。

（2）茜草生用能行血祛瘀，凡瘀血阻滞之证，都可应用。

艾叶

主要来源	艾叶为菊科植物艾（栽培品）的叶。
性味归经	苦、辛，温；入肝、脾、肾经。
主要功效	温经止血，散寒止痛。
运　用	

（1）艾叶温经止血，主要用于治疗虚寒性的出血病，对妇女的崩漏尤为常用。

（2）艾叶辛温散寒，常用于治疗虚寒性的月经不调、经行腹痛等。

（3）艾叶捣制成绒，可制成艾条；用以烧针，则具有温熙气血的作用。

藕节

主要来源	藕节为睡莲科植物莲的根茎之间的节。
性味归经	涩，平；入肝、肺、胃经。
主要功效	收涩止血。
运　用	

（1）藕节既能收涩，又能化瘀，故能止血而不留瘀，可用于治疗各种出血病，对呕血、咯血等尤为适宜。

（2）生藕节止血而兼有化瘀作用，藕节炭用于止血。

活血化瘀药

川芎

主要来源	川芎为伞形科草本植物川芎的根茎。
性味归经	辛，温；入肝、胆、心包经。
主要功效	活血祛瘀，祛风止痛。

运 用

（1）川芎活血祛瘀，作用广泛，适用于治疗各种瘀血阻滞之证，尤其是妇科调经的要药。

（2）川芎能上行头目颠顶，具有祛风止痛作用，是治疗头风头痛的要药。

延胡索

主要来源　延胡索为罂粟科草本植物延胡索的块茎。

性味归经　辛、苦，温；入心、肝、脾经。

主要功效　活血行气止痛。

运 用

延胡索辛苦而温，善于止痛，作用广泛，既能治血瘀疼痛，又能治气滞疼痛。药性平和，效佳力显，是活血行气止痛的良药。

姜黄

主要来源　姜黄为姜科草本植物姜黄的根茎。

性味归经　苦、辛，温；入脾、肝经。

主要功效　活血行气止痛，祛风湿利痹。

运 用

（1）姜黄活血行气止痛，可用于治疗血瘀气滞所致的胸胁疼痛、经闭腹痛等。

（2）姜黄能祛除风湿，擅于治疗风湿痹痛。

丹参

主要来源　丹参为唇形科草本植物丹参的根及根茎。

性味归经　苦，微寒；入心、心包、肝经。

主要功效　活血祛瘀，凉血清心，养血安神。

运　用

（1）丹参活血祛瘀作用非常广泛，尤善于治疗胸肋疼痛、癥瘕结块以及月经不调、经闭经痛等。丹参药性寒凉，用于血热瘀肿尤为适宜。

（2）丹参能凉血、清心，可用于治疗热入营血、身发斑疹以及神昏烦躁等。

（3）丹参还有养血安神的作用，常用于治疗心悸失眠等。

益母草

主要来源　益母草为唇形科植物益母草的新鲜或干燥地上部分。

性味归经　辛、微苦，微寒；入心、肝、膀胱经。

主要功效　活血通经，利水消肿，清热解毒，凉血消疹，降压。

运　用

（1）益母草尤善于治疗产后恶露不尽、瘀滞腹痛，有祛瘀生新之效，所以有益母的称号。益母草具有活血利水之双重功效，故对于水血同病或血瘀水阻所致之肿胀，堪称佳品。

（2）益母草对产后高血压尤为效验，肾性高血压和顽固性蛋白尿必用。

（3）益母草对急、慢性血尿都有效。

（4）益母草治疗皮肤瘙痒，常配浮萍、土茯苓，外洗、内服皆可。

茺蔚子

主要来源　茺蔚子为益母草的果实。

性味归经　辛、苦，微寒；入心、肝经。

主要功效　活血调经，凉肝明目。

运　用

适用于治疗肝热头痛、目赤肿痛等症。

桃仁

主要来源 桃仁为蔷薇科小乔木桃或山桃的成熟种子。

性味归经 苦、甘，平；入心、肝、大肠经。

主要功效 活血祛瘀，润肠通便。

运　用

（1）桃仁活血祛瘀作用非常广泛，常用于治疗癥瘕结块、肺痈肠痈、跌仆伤痛、经闭痛经、产后瘀痛等症。

（2）桃仁润燥滑肠，常用于治疗肠燥便秘。

红花

主要来源 红花为菊科本草植物红花的筒状花序。

性味归经 辛，温；入肝、心经。

主要功效 活血祛瘀。

运　用

红花辛散温通，少用活血，多用祛瘀，是治疗瘀血阻滞病的要药，尤其是妇女调经的常用之品。

番红花

主要来源 番红花为鸢尾科番红花属的多年生花卉，又名藏红花。

性味归经 甘，寒；入心、肝经。

主要功效 功效与红花相似，又兼有凉血解毒的作用。

牛膝

主要来源 牛膝为苋科草本植物川牛膝或牛膝的根。

性味归经 苦、酸，平；入肝、肾经。

主要功效 祛瘀通经疗伤，补肝肾、强筋骨，引血下行，利水通淋。

运　用

（1）牛膝善于活血祛瘀，对妇科、伤科各种瘀血阻滞的疾病，常和红花、桃仁、当归、延胡索等药同用，既可活血调经，又能祛瘀疗伤。

（2）牛膝能补肝肾、强筋骨、通血脉、利关节，为治腰膝下肢病的常用药。

（3）牛膝能引血下行，导热下泄，可用于治疗吐血、衄血、牙龈肿痛、头痛晕眩等。

（4）牛膝利水通淋，能导膀胱湿热外泄，且能活血祛瘀，可用于治疗小便不利、淋沥涩痛以及尿血等。

（5）怀牛膝、淮牛膝的补肝肾、强筋骨作用较好，川牛膝的活血祛瘀作用较好。

（6）土牛膝又名杜牛膝。性味苦、酸，平。能活血祛瘀，泻火解毒，利尿。

月季花

主要来源　月季花为蔷薇科灌木月季的花。

性味归经　甘，温；入肝经。

主要功效　活血调经，消肿散结。

运　用

（1）月季花甘温通利，为活血调经的要药，适用于治疗肝郁不舒、经脉阻滞、月经不调、经闭痛经等。

（2）内服可能引起便溏腹泻，脾胃虚弱者须慎用；月经过多及孕妇也须忌服。

王不留行

主要来源　王不留行为石竹科草本植物麦蓝菜的成熟种子。

性味归经　苦，平；入肝、胃经。

主要功效　祛瘀通经，通下乳汁。

运　用

（1）王不留行善于通利血脉，有祛瘀通经的功效，常用于治疗经闭、痛经等。

（2）王不留行是通下乳汁的要药；又能治疗乳痈肿痛。

🌸 鸡血藤

主要来源	鸡血藤为豆科攀援灌木密豆花的藤茎。
性味归经	苦、微甘，温；入肝、肾经。
主要功效	活血调经，养血通络。

运　用

（1）鸡血藤能调经，可用于治疗月经不调、经闭痛经等；鸡血藤有养血的功效，又能用于治疗血虚引起的月经不调等。

（2）鸡血藤具有舒筋活络的功效，对肢体麻木、风湿痹痛等症，无论血虚、瘀滞均可应用。

☯ 止咳化痰平喘药

❀ 半夏

主要来源	半夏为天南星科草本植物半夏的块茎。
性味归经	辛，温，有毒；入脾、胃经。
主要功效	燥湿化痰，消痞散结，降逆止呕。

运　用

（1）半夏是治疗湿痰的要药，适用于治疗痰湿壅滞、咳嗽气逆等。

（2）半夏温通、化痰、燥湿，可用于治疗胸脘痞闷，胸痹等。

（3）半夏化痰散结，可用于治疗痰湿结聚所致的瘿瘤、瘰疬痰核、阴疽肿痛，或痰气互结的梅核气等。

（4）半夏有良好的降逆止呕功效，可用于治疗多种恶心呕吐。

白芥子

主要来源　白芥子为十字花科植物白芥的成熟种子。

性味归经　辛，温；入肺经。

主要功效　祛痰利气，散结消肿。

运　用

（1）白芥子温通祛痰，可用于治疗寒痰壅滞肺络、胸膈之间所引起的胸满胁痛、咳嗽气逆、痰多稀薄而色白等。

（2）白芥子逐痰散结以消肿，可用于治疗痰注肢体、关节疼痛等症。

桔梗

主要来源　桔梗为桔梗科植物桔梗的根。

性味归经　苦、辛，平；入肺经。

主要功效　宣肺祛痰，排脓。

运　用

（1）桔梗宣肺祛痰，可用于治疗咳嗽痰多以及咽痛音哑等症。

（2）桔梗祛痰而排脓，可用于治疗肺痈以及咽喉肿痛等症。

前胡

主要来源　前胡为伞形科植物白花前胡或紫花前胡的根。

性味归经　苦、辛，微寒；入肺经。

主要功效　降气化痰，宣散风热。

运　用

前胡善于降气化痰，适用于肺气不降、痰稠喘满、咯痰不爽及风热郁肺、咳嗽痰多等症的治疗。

瓜蒌

主要来源 瓜蒌为葫芦科植物栝蒌的果实。

性味归经 甘，寒；入肺、胃、大肠经。

主要功效 清肺化痰，宽胸散结，润燥滑肠。

运　用

（1）瓜蒌清肺化痰，可用于治疗痰热咳嗽、咯痰稠厚、咳吐不利以及肺痈等症。

（2）瓜蒌清上焦积热，化浊痰胶结，可用于治疗胸痹胁痛以及乳痈肿痛等症。

（3）瓜蒌仁质润多油，善涤痰垢而导积滞，有滑肠通便的功效，可用于治疗肠燥便秘等症。

（4）全瓜蒌：药店配炒瓜蒌皮三分之一，炒蒌仁三分之二；瓜蒌皮：清肺化痰、宽中利气；瓜蒌仁：润燥滑肠。

贝母

主要来源 贝母为百合科植物卷叶川贝、川贝母以及浙贝母等的鳞茎。

性味归经 川贝母：苦、甘，微寒；浙贝母：苦，寒；入心、肺经。

主要功效 止咳化痰，清热散结。

运　用

（1）川贝母与浙贝母皆属性寒而有苦味，都能清肺化痰而止咳，可用于治疗痰热咳嗽等症。但川贝母性凉而有甘味，兼有润肺之功，而清火散结之力不及浙贝母，故适用于治疗肺虚久咳、痰少咽燥等症；浙贝母苦寒之性较重，开泄力胜，大多用于治疗外感风邪、痰热郁肺所引起的咳嗽。

（2）川贝母与浙贝母都有清热散结的功效，可用于治疗瘰疬、疮痈、乳痈及肺痈等症。但浙贝偏于苦寒，长于清火散结，一般认为用浙贝母为佳。

🔶 海藻

主要来源　海藻为马尾藻科植物海蒿子（大叶海藻）或羊西藻（小叶海藻）的叶状体。

性味归经　苦、咸，寒；入肝、胃、肾经。

主要功效　消痰结，散瘿瘤。

运　用

海藻能消痰软坚，是治疗瘿瘤、痰涎结核、瘰疬的要药，常配合昆布等应用。

🔶 昆布

主要来源　昆布为昆布科植物（海带）或翅藻科植物鹅掌菜等的叶状体。

性味归经　咸，寒；入肝、胃、肾经。

主要功效　消痰结，散瘿瘤。

运　用

常与海藻等药配伍同用。

🔶 胖大海

主要来源　胖大海为梧桐科植物胖大海的成熟种子。

性味归经　甘，寒；入肺、大肠经。

主要功效　开肺气，清肺热，润肠通便。

运　用

（1）胖大海开宣肺气、清泄肺热，适用于治疗肺气闭郁、痰热咳嗽、声音嘶哑、咽喉疼痛等症。

（2）胖大海润燥通便，常用于治疗热结便秘。

杏仁

主要来源　杏仁为蔷薇科植物杏、山杏等的种仁。

性味归经　甘、苦，温，有小毒；入肺、大肠经。

主要功效　止咳化痰，润肠通便。

运　用

（1）杏仁苦泄降气而止咳，常用于治疗咳嗽、气喘等症。

（2）杏仁质润多油，有润肠通便的功效。

（3）苦杏仁性苦泄，善于治疗喘咳实证；甜杏仁偏于滋润，多用于治疗肺虚久咳。

紫菀

主要来源　紫菀为菊科紫菀的根及根茎。

性味归经　辛、苦，温；入肺经。

主要功效　化痰止咳。

运　用

紫菀气温而不热，质润而不燥，故对咳嗽，不论外感或内伤，寒嗽或热咳，皆可配用，是化痰止咳的要药。

款冬花

主要来源　款冬花为菊科植物款冬的外开放的头状花序。

性味归经　辛，温；入肺经。

主要功效　止咳化痰。

运　用

款冬花有较好的化痰止咳作用，常与紫菀同用，有消痰下气的效果。款冬花性温，较适宜于治疗寒嗽。

枇杷叶

主要来源　枇杷叶为蔷薇科植物枇杷的叶。

性味归经　苦，平；入肺、胃经。

主要功效　清肺止咳，和胃降逆。

运　　用

（1）枇杷叶清泄肺热而化痰下气，可用于治疗肺热咳嗽、气逆喘息等症。

（2）枇杷叶清泄苦降，可和胃降逆而止呕呃。

（3）枇杷叶入汤剂一般要包煎。

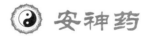 安神药

磁石

主要来源　磁石为等轴晶系天然的磁铁矿石。

性味归经　辛，寒；入肝、肾经。

主要功效　重镇安神，纳气平喘，益肾潜阳。

运　　用

（1）磁石重镇安神，且有益肾平肝的功能，常与朱砂配合治疗各种心神不安的病。

（2）磁石益肾镇纳，适用于治疗肾虚不能纳气引起的虚喘证。

（3）磁石平肝潜阳，可用于治疗肝肾阴虚、浮阳上越引起的用于头晕目眩，眼目昏糊，耳鸣耳聋等症。

（4）磁石入汤剂一般要先煎。

酸枣仁

主要来源 酸枣仁为鼠李科植物酸枣的成熟种子。

性味归经 甘、酸，平；入心、脾、肝、胆经。

主要功效 养心安神，益阴敛汗。

运 用

（1）酸枣仁养阴血、益心肝、安定心神，主要用于治疗血虚不能养心或虚火上炎出现的心悸失眠等症。

（2）酸枣仁收敛止汗，治虚汗可与牡蛎、浮小麦等同用。

夜交藤

主要来源 夜交藤为蓼科植物何首乌的茎藤。

性味归经 甘，平；入心、肝经。

主要功效 养心安神，养血通络，止痒。

运 用

（1）夜交藤养血安神，以治疗阴虚血少所致的失眠为主。

（2）夜交藤通利经络，可用于治疗血虚周身酸痛。

（3）夜交藤煎汤外洗治皮肤痒疹，有一定止痒作用。

柏子仁

主要来源 柏子仁为柏科植物侧柏的种仁。

性味归经 甘、辛，平；入心、肝、肾经。

主要功效 养心安神，润肠通便。

运 用

（1）柏子仁滋养阴血，养心安神，常用于治疗血不养心所致心悸怔忡、虚烦不眠等症。

（2）柏子仁质地滋润，有润肠功效，常用于治疗阴虚、年老、产后等肠燥便秘。

远志

主要来源　远志为远志科植物远志的根皮。

性味归经　苦、辛，温；入肺、心、肾经。

主要功效　安神，祛痰，消痈。

运　　用

（1）远志既能豁痰开窍，又能宁心安神，可治疗痰迷神昏、惊悸、失眠等症。

（2）远志能促使痰涎排出，可治疗咳嗽、咯痰不爽等症。

（3）本品还可用于疮痈初起的治疗，用远志15~30克，隔水蒸软，加少量黄酒，捣烂外敷患处，有消痈之功。

合欢皮

主要来源　合欢皮为豆科植物合欢的树皮。

性味归经　甘，平；入心、脾、肺经。

主要功效　安神，活血，消痈肿。

运　　用

（1）合欢皮有安神作用，常用于治疗心烦失眠。

（2）合欢皮活血止痛，可用于跌打损伤、骨折疼痛等的治疗。

（3）合欢皮还可用于肺痈、疮肿等的治疗。

合欢花

主要来源　合欢花为合欢的花蕾，又叫夜合花。

性味归经　甘，平；入心、肝、脾经。

主要功效　安神，理气解郁。

运　　用

适用于治疗失眠、胸中郁闷、胃纳不佳等症。

🌓 开窍药

❀ 麝香

主要来源	麝香为鹿科动物麝香囊中的分泌物。
性味归经	辛，温；入心、脾经。
主要功效	开窍通闭，活血散结，催产下胎。

运 用

（1）麝香有开窍通闭、辟秽化浊之功，开窍力强，适用于治疗邪蒙心窍、神志昏迷等症。

（2）麝香能开通经络，有活血散结之功，可用于治疗痈疽疮疡、跌扑损伤、经闭、癥瘕以及痹痛等症。

（3）麝香辛香走窜、活血化瘀，可用于催生下胎。

（4）麝香内服只宜配入丸、散剂，不宜入煎剂。

❀ 冰片

主要来源	冰片为龙脑香科植物龙脑香的树脂加工品，也有用菊科植物艾纳香（大艾）叶经蒸馏后冷却所得的结晶品（称为艾片）以及用松节油等制成的人工合成品（称机制冰片）。
性味归经	辛、苦，微寒；入心、脾、肺经。
主要功效	开窍通闭，清热止痛。

运 用

（1）冰片开窍通闭，类似麝香，但作用稍逊，可用于治疗神昏痉厥。

（2）冰片外用能消肿止痛，且有防腐、止痒的作用。常用于治疗疮疡疥癣、口疮、喉痛及眼疾等。

石菖蒲

主要来源　石菖蒲为天南星科植物石菖蒲的根茎。

性味归经：辛，温；入心、肝经。

主要功效：化痰湿，开窍，和中辟秽。

运　　用

（1）石菖蒲化痰湿而开窍，常用于治疗痰湿蒙蔽清窍，或高热引起的神昏以及癫狂、痴呆、耳鸣耳聋等症。

（2）石菖蒲化湿浊而和中健胃，可用于治疗胸腹胀闷以及噤口痢（噤口痢是属于痢疾之一，指患痢疾而见饮食不进，食入即吐，或呕不能食者）等。

平肝熄风药

石决明

主要来源　石决明为鲍科软体动物九孔鲍或盘大鲍的贝壳。

性味归经　咸，微寒；入肝经。

主要功效　平肝潜阳，清热明目。

运　　用

（1）石决明平肝潜阳，常用于治疗阴虚肝阳上亢所致的头目眩晕等症。

（2）石决明为治疗眼疾的要药。对肝火上炎、目赤肿痛，石决明有清肝明目的作用；对肝肾阴虚、视物模糊等症，石决明有养肝明目的功效。

（3）生石决明入汤剂一般宜先煎。

龙骨

主要来源 龙骨为古代多种哺乳动物（包括象、犀牛、马、骆驼、羚羊等）骨骼的化石。

性味归经 甘、涩，平；入心、肝、肾经。

主要功效 重镇安神，平降肝阳，收敛固涩。

运 用

（1）龙骨重镇安神，常用于治疗神志不安、失眠、惊痫等症。

（2）龙骨平肝益阴、潜敛浮阳，适用于治疗肝阴不足、虚阳上越所致的头目昏花等症。

（3）龙骨有收涩的功效，应用比较广泛，可用于治疗遗精、崩漏、虚汗、泄泻、带下等症。

（4）生龙骨入汤剂一般宜先煎。

龙齿

主要来源 为古代大型哺乳动物如象、犀牛、三趾马等的牙齿骨骼化石。

性味归经 涩，凉。

主要功效 镇惊安神。

牡蛎

主要来源 牡蛎为牡蛎科动物长牡蛎及同属动物的贝壳。

性味归经 咸、涩，微寒；入肝、胆、肾经。

主要功效 重镇安神，平肝潜阳，收敛固涩，软坚散结，制酸止痛。

运 用

（1）牡蛎重镇安神，常用于治疗神志不安、心悸、失眠等症。

（2）牡蛎滋阴潜阳，可用于治疗肝阳上亢所致头晕目眩以及惊痫、四肢抽搐等症。

（3）牡蛎具有良好的收涩作用，常用于治疗遗精、崩漏、虚汗、带下等症。

（4）牡蛎软坚化痰、消散结核，可用于治疗瘰疬、瘿瘤等症。

（5）牡蛎能抑酸止痛，可用于治疗胃痛泛酸等症。

（6）生牡蛎入汤剂一般宜先煎。

钩藤

主要来源　钩藤为茜草科植物钩藤或华钩藤的钩及相连的茎枝。

性味归经　甘，微寒；入肝、心包经。

主要功效　清热平肝，息风镇痉。

运　　用

（1）钩藤清肝泄热而平肝阳，常用于治疗肝火上炎和肝阳上亢所致的头胀、头痛、头晕目眩等症。

（2）钩藤息风镇痉，常用于治疗高热、惊痫抽搐等症。

（3）钩藤有良好的降压作用。

天麻

主要来源　天麻为兰科植物天麻的块茎。

性味归经　甘，微温；入肝经。

主要功效：平肝息风，通络止痛。

运　　用

（1）天麻平肝息风止痉，是治疗眩晕、高热动风、惊痫抽搐、角弓反张等症的要药。

（2）可用于头痛、痹痛、肢体麻木等症的治疗。

决明子

主要来源　决明子为豆科植物决明或小决明的干燥成熟种子。

性味归经 甘、苦、咸，微寒；入肝、大肠经。

主要功效 清热明目，润肠通便。

运　用

（1）决明子善清肝明目而治肝热目赤肿痛、羞明多泪等症；又能益肝阴，可用于治疗肝肾阴亏、视物昏花、目暗不明等症。

（2）决明子泻肝火、抑肝阳，常用于治疗肝阳上亢所致的头痛、眩晕等症。

（3）决明子能清热润肠通便，常用于治疗肠燥便秘。

白蒺藜

主要来源 白蒺藜为蒺藜科植物刺蒺藜的果实，又名刺蒺藜。

性味归经 辛、苦，微温；入肝经。

主要功效 平肝，疏肝，祛风，明目。

运　用

（1）白蒺藜具有平降肝阳的作用，常用于治疗肝阳上亢、头晕眼花等症。

（2）白蒺藜能疏肝而散郁结，常用于治疗肝气郁结所致的胸胁不舒、乳闭不通等症。

（3）白蒺藜祛风明目，常用于治疗目赤多泪、风疹瘙痒等症。

僵蚕

主要来源 僵蚕为蚕蛾科昆虫家蚕的幼虫感染白僵菌发病而僵死的虫体。

性味归经 咸、辛，平；入肺、肝经。

主要功效 息风解痉，疏散风热，化痰散结。

运　用

（1）僵蚕息风解痉、化痰，可用于治疗惊痫抽搐等症。

（2）僵蚕疏散风热，解毒利咽，常用于治疗头痛、目赤、咽喉肿痛等症。

（3）僵蚕疏风止痒，可用于治疗风疹瘙痒。

（4）僵蚕对瘰疬结核有化痰消散的作用。

全蝎

主要来源	全蝎为钳蝎科动物问荆蝎的全体。
性味归经	辛，平，有毒；入肝经。
主要功效	息风解痉，祛风止痛，解毒散结。

运　用

（1）全蝎息风力强，有较强的镇痉作用，常用于治疗惊痫抽搐、破伤风等症。

（2）全蝎有良好的止痛作用，对头痛、风湿痛等症，单味吞服，亦能奏效。

（3）全蝎解毒散结，可用于治疗疮疡肿毒。

（4）全蝎以研末吞服功效较佳，因为有毒，须注意用量不可过大。

蜈蚣

主要来源	蜈蚣为蜈蚣科动物少棘巨蜈蚣的虫体。
性味归经	辛，温，有毒；入肝经。
主要功效	祛风、解痉、解毒。

运　用

（1）蜈蚣能通经络而息肝风，祛风解痉，可用于治疗急慢惊风、破伤风所致痉挛抽搐、角弓反张等症。

（2）蜈蚣有解毒功效，外用可治疗疮疡肿毒、瘰疬溃烂等症。

（3）蜈蚣能止痛、解蛇毒，可用于治疗风湿痛及毒蛇咬伤。

地龙

主要来源 地龙为巨蚓科动物参环毛蚓或缟蚯蚓等的全体（前者称"广地龙"，后者称"土地龙"）。

性味归经 咸，寒；入胃、脾、肝、肾经。

主要功效 清热息风，通络，平喘，利尿。

运 用

（1）地龙息风定惊、清热，常用于治疗高热抽搐等症。

（2）地龙通利经络，可用于治疗风湿痹痛、半身不遂等症。

（3）地龙平定气喘，对哮喘偏于热证者较为适宜。

（4）地龙能清热而利小便，可用于治疗热结膀胱所致小便不利、水肿等症。

补气药

人参

主要来源 人参为五加科植物人参的根。以吉林抚松县产量最大，质量最好，称为吉林参。野生者名"山参"；栽培者称"园参"。园参一般应栽培6～7年后收获，鲜参洗净后干燥者称"生晒参"；蒸制后干燥者称"红参"；加工断下的细根称"参须"。山参经晒干称"生晒山参"。切片或粉碎用。

性味归经 甘、微苦，平；入肺、脾、心经。

主要功效 大补元气，补脾益肺，生津，安神益智。

运 用

（1）人参能大补元气，复脉固脱，是拯危救脱的要药。适用于治疗因大汗、大泻、大失血或大病、久病所致元气虚极欲脱、气短神疲、脉微欲绝的重危病症。

（2）人参是补肺的要药，可改善短气喘促、懒言声微等肺气虚衰症状。人参又是补脾的要药，可改善倦怠乏力、食少便溏等脾气虚衰症状。人参能补益心气，可改善心悸怔忡、胸闷气短、脉虚等心气虚衰症状，并能安神益智，治疗失眠多梦、健忘等症。

（3）人参既能补气，又能生津。常用于治疗热病气虚津伤口渴以及消渴证。

西洋参

主要来源 西洋参为五加科植物西洋参的根，主产于美国、加拿大。

性味归经 甘、微苦，凉；入肺、心、肾、脾经。

主要功效 补气养阴，清热生津。

运 用

（1）西洋参能补益元气，但作用弱于人参；其药性偏凉，兼能清火养阴生津。适用于热病或大汗、大泻、大失血，耗伤元气及阴津所致神疲乏力、气短息促、自汗热黏、心烦口渴、尿短赤涩、大便干结、舌燥、脉细数无力等症。

（2）西洋参能补肺气，兼能养肺阴、清肺火，适用于火热耗伤肺脏气阴所致短气喘促、咳嗽痰少，或痰中带血等症。

（3）西洋参不仅能补气、养阴生津，还能清热，适用于热伤气津所致身热汗多、口渴心烦、体倦少气、脉虚数者。

党参

主要来源 党参为桔梗科植物党参、素花党参或川党参的根。

性味归经 甘，平；入脾、肺经。

主要功效 补脾肺气，补血，生津。

运 用

（1）党参主要是补脾、肺之气，用以治疗脾、肺气虚的轻症。

（2）党参能补气生津，适用于治疗气津两伤证。

太子参

主要来源	太子参为石竹科植物异叶假繁缕的块根。
性味归经	甘、微苦，平；入脾、肺经。
主要功效	补气健脾，生津润肺。
运　用	

太子参主要用于治疗脾肺气阴两虚证。太子参既能补脾肺之气，又能养阴生津，其性略偏寒凉，属补气药中的清补之品。宜用于热病之后，气阴两亏，倦怠自汗，饮食减少，口干少津，而不宜温补者。

黄芪

主要来源	黄芪为豆科植物蒙古黄芪或膜荚黄芪的根。
性味归经	甘，微温；入脾、肺经。
主要功效	健脾补中，升阳举陷，益卫固表，利尿，托毒生肌。
运　用	

（1）黄芪甘温，善入脾胃，为补中益气的要药。因其能升阳举陷，故长于治疗脾虚中气下陷之久泻脱肛，内脏下垂。黄芪既能补脾益气，又能利尿消肿，标本兼治，是治疗气虚水肿的要药。

（2）黄芪补益肺气，常用于治疗肺气虚弱，咳喘日久，气短神疲等症。

（3）黄芪补脾肺之气，益卫固表，常用于治疗气虚自汗证。

（4）黄芪补气能托毒生肌，常用于治疗气血亏虚，疮疡难溃难腐，或溃久难敛等症。

白术

主要来源	白术为菊科植物白术的根茎。
性味归经	甘、苦，温；入脾、胃经。
主要功效	健脾益气，燥湿利尿，止汗，安胎。

运　用

（1）白术以健脾、燥湿为主要作用，被誉为"脾脏补气健脾第一要药"。

（2）白术补脾益气，固表止汗，常用于治疗气虚自汗。

（3）白术可用于治疗脾虚胎动不安以及水肿等症。

山药

主要来源　山药为薯蓣科植物薯蓣的根茎。

性味归经　甘，平；入脾、肺、肾经。

主要功效　补脾养胃，生津益肺，补肾涩精。

运　用

（1）山药性味甘平，能补脾益气，滋养脾阴，多用于治疗脾气虚弱或气阴两虚，消瘦乏力，食少，便溏；或脾虚不运，湿浊下注之妇女带下等症。因山药含有较多的营养成分，又容易消化，可做成食品长期服用，对慢性久病或病后虚弱赢瘦，需营养调补而脾运不健者，则是佳品。

（2）山药补肺气，兼能滋肺阴，常用于治疗肺虚咳喘。

（3）山药补肾气，兼能滋养肾阴，常用于治疗肾虚之腰膝酸软，夜尿频多或遗尿，滑精早泄，女子带下清稀及肾阴虚之形体消瘦，腰膝酸软，遗精等以及消渴病的气阴两虚证。

甘草

主要来源　甘草为豆科植物甘草、胀果甘草或光果甘草的根及根茎。

性味归经　甘，平；入心、肺、脾、胃经。

主要功效　补脾益气，祛痰止咳，缓急止痛，清热解毒，调和诸药。

运　用

（1）甘草能补益心气，益气复脉，可用于治疗心气不足而致结代，心悸等症。

（2）甘草补益脾气，作用缓和，宜作为辅助药用。

（3）甘草能止咳，兼能祛痰，还略具平喘作用。

（4）甘草善于缓急止痛，常与白芍同用。

（5）甘草还长于解毒，应用十分广泛。生甘草常用于治疗热毒疮疡、咽喉肿痛及药物、食物中毒等。

（6）甘草在许多方剂中都可发挥调和药性的作用：通过解毒，可降低方中某些药（如附子、大黄）的毒烈之性；通过缓急止痛，可缓解方中某些药（如大黄）刺激胃肠引起的腹痛；其甜味浓郁，可矫正方中药物的滋味。

枣

主要来源 大枣为鼠李科植物枣的成熟果实。

性味归经 甘，温；入脾、胃、心经。

主要功效 补中益气，养血安神。

运 用

（1）大枣甘温，能补脾益气，适用于治疗脾气虚弱、消瘦、倦怠乏力、便溏等症。

（2）大枣能养心安神，可用于治疗脏燥证（脏燥证是神经官能症中的一种类型。患者多具有易受暗示，感情用事，富于幻想和好表现自己等性格特点。常由于精神因素如激动、惊吓、委屈、悲伤等，而突然起病，出现各种躯体症状或精神障碍。表现可轻可重，多种多样，有的甚至很严重，但无器质性病变。中医根据其精神忧郁，烦躁不宁，悲忧善哭，喜怒无常等表现称之为"脏躁"）。

饴糖

主要来源 饴糖为米、麦、粟或玉蜀黍等粮食，经发酵糖化制成。有软、硬两种，软者称胶饴，硬者称白饴糖，两者均可入药，但以胶饴为主。

性味归经　甘，温；入脾、胃、肺经。

主要功效　补益中气，缓急止痛，润肺止咳。

运　　用

（1）饴糖补脾益气，可改善脾气虚弱及营养不良症状。

（2）饴糖兼能缓急止痛，故尤宜于脾胃虚寒之脘腹疼痛喜按，空腹时痛甚，食后稍安者。

（3）饴糖能润燥止咳，兼能补益肺气。

蜂蜜

主要来源　蜂蜜为蜜蜂科昆虫中华蜜蜂等酿成的糖类物质。

性味归经　甘，平；入肺、脾、大肠经。

主要功效　滑肠通便，补肺润中，缓急，解毒。

运　　用

（1）蜂蜜甘而滋润，能滑利大肠，常用于治疗肠燥便秘。

（2）蜂蜜能润肺滋养，常用于治疗肺燥干咳、肺虚久咳、喉干口燥等症。

（3）蜂蜜还可以解乌头毒。

白扁豆

主要来源　白扁豆为豆科植物扁豆的成熟种子。

性味归经　甘，微温；入脾、胃经。

主要功效　补脾和中，化湿。

运　　用

白扁豆补气以健脾，兼能化湿，药性温和，补而不滞，适用于治疗脾虚湿滞，食少、便溏或泄泻等症。

🀦 红景天

主要来源	红景天为景天科植物红景天或大花红景天的根茎。
性味归经	甘，寒；入脾、肺经。
主要功效	健脾益气，清肺止咳，活血化瘀。

运　用

（1）红景天健脾益气，善于治疗脾气虚衰，倦怠乏力等症。

（2）红景天味甘，能补肺气，养肺阴，其性偏寒，能清肺热。宜用于治疗肺阴不足，咳嗽痰黏，或有咯血等症。

（3）红景天还兼有活血化瘀之力，可用于治疗跌打损伤等症。

☯ 补阳药

🀦 鹿茸

主要来源	鹿茸为脊椎动物鹿科梅花鹿或马鹿等雄鹿头上尚未骨化而带茸毛的幼角。
性味归经	甘、咸，温；入肾、肝经。
主要功效	补肾阳，益精血，强筋骨，调冲任，托疮毒。

运　用

（1）鹿茸甘温补阳，甘咸滋肾，禀纯阳之性，具生发之气，故能壮肾阳，益精血，常用于治疗肾阳虚衰、精血不足之证。

（2）鹿茸补肾阳，益精血，强筋骨，常用于治疗肾虚骨弱，腰膝无力或小儿五迟（五迟是指立迟、行迟、发迟、齿迟和语迟，为小儿生长发育迟缓的疾病）。

（3）鹿茸补肾阳，益精血而兼能固冲任，止带下，常用于治疗妇女冲任虚寒，崩漏带下。

（4）鹿茸补阳气、益精血而达到温补内托的目的，可用于治疗疮疡久溃不敛，阴疽疮肿内陷不起等症。

（5）服用鹿茸宜从小量开始，缓缓增加，不可骤用大量，以免阳升风动，头晕目赤，或伤阴动血。凡发热者均当忌服。

鹿角

主要来源　为梅花鹿和各种雄鹿已成长骨化的角。

性味归经　咸，温；入肝、肾经。

主要功效　补肾助阳，强筋健骨。

运　用

可做鹿茸之代用品，但效力较弱。

鹿角胶

主要来源　为鹿角煎熬浓缩而成的胶状物。

性味归经　甘、咸，温；入肝、肾经。

主要功效　补肝肾，益精血，并有良好的止血作用。

鹿角霜

主要来源　为鹿角熬膏所存残渣。

性味归经　咸，温；入肝、肾经。

主要功效　补肾助阳，具有收敛之性，涩精、止血、敛疮。

肉苁蓉

主要来源　肉苁蓉为列当科植物肉苁蓉的带鳞叶的肉质茎。

性味归经　甘、咸，温；入肾、大肠经。

主要功效　补肾助阳，润肠通便。

运　用

（1）肉苁蓉是补肾阳，益精血的良药，常用于治疗肾阳亏虚，精血不足所致的阳痿早泄、宫寒不孕、腰膝酸痛、痿软无力等症。

（2）肉苁蓉可润肠通便，常用于治疗肠燥津枯便秘。

巴戟天

主要来源	巴戟天为茜草科植物巴戟天的根。
性味归经	辛、甘，微温；入肾、肝经。
主要功效	补肾助阳，祛风除湿。

运 用

（1）巴戟天补肾助阳，常用于治疗肾阳虚阳痿、宫寒不孕、小便频数等症。

（2）巴戟天补肾阳、强筋骨、祛风湿，对肾阳虚兼有风湿之证尤为适宜。

仙茅

主要来源	仙茅为石蒜科植物仙茅的根茎。
性味归经	辛，热，有毒；入肾、肝经。
主要功效	温肾壮阳，祛寒除湿。

运 用

（1）仙茅辛热燥烈，善补命门而兴阳，常用于治疗肾阳不足，命门火衰所致的阳痿精冷、小便频数等症。

（2）仙茅补肾阳兼有散寒湿，强筋骨之功，常用于治疗腰膝冷痛，筋骨痿软无力等症。

（3）仙茅培补肝肾，可用于治疗肝肾亏虚，须发早白，目昏目暗等症。

淫羊藿

| 主要来源 | 淫羊藿为小檗科植物淫羊藿和箭叶淫羊藿或柔毛淫羊藿等的全草。 |

性味归经　辛、甘，温；入肾、肝经。

主要功效　补肾壮阳，祛风除湿。

运　用

（1）淫羊藿长于补肾壮阳，多用于治疗肾阳虚衰，阳痿尿频，腰膝无力等症。

（2）淫羊藿祛风胜湿，强筋骨，可用于治疗风湿痹痛，筋骨不利以及肢体麻木等症。

杜仲

主要来源　杜仲为杜仲科植物杜仲的树皮。

性味归经　甘，温；入肝、肾经。

主要功效　补肝肾，强筋骨，安胎。

运　用

（1）杜仲补肝肾、强筋骨，尤适宜于治疗肾虚腰痛。

（2）杜仲补肝肾固冲任安胎，常用于治疗胎动不安或习惯堕胎。

（3）杜仲有较好的降压作用。

补骨脂

主要来源　补骨脂为豆科植物补骨脂的成熟果实。

性味归经　苦、辛，温；入肾、脾经。

主要功效　补肾壮阳，固精缩尿，温脾止泻，纳气平喘。

运　用

（1）补骨脂苦辛温燥，善壮肾阳暖水脏，常用于治疗肾虚阳痿、腰膝冷痛等症。

（2）补骨脂善补肾助阳，固精缩尿，常用于治疗肾虚遗精、遗尿、尿频等症。

（3）补骨脂壮肾阳暖脾阳、收涩止泻，常用于治疗脾肾阳虚所致的五更泄泻。

（4）补骨脂补肾助阳，纳气平喘，常用于治疗肾不纳气，虚寒喘咳等症。

益智仁

主要来源	益智仁为姜科植物益智的成熟果实。
性味归经	辛，温；入肾、脾经。
主要功效	暖肾固精缩尿，温脾开胃摄唾。

运用

（1）益智仁暖肾固精缩尿，补益之中兼有收涩之性，常用于治疗下元虚寒遗精、遗尿、小便频数等症。

（2）益智仁暖肾温脾开胃摄唾，常用于治疗脾胃虚寒所致的腹痛、吐泻以及口涎自流等症。

冬虫夏草

主要来源	冬虫夏草为麦角菌科植物冬虫夏草菌的子座及其寄生蝙蝠蛾科昆虫绿蝙蝠蛾幼虫的尸体的复合体。
性味归经	甘，温；入肾、肺经。
主要功效	补肾益肺，止血化痰。

运用

（1）冬虫夏草补肾益精，有兴阳起痿之功，可用于治疗肾阳不足，精血亏虚所致的阳痿遗精、腰膝酸痛等症。

（2）冬虫夏草甘平，为平补肺肾之佳品，能补肾益肺、止血化痰、止咳平喘，尤多用于治疗久咳虚喘、劳嗽痰血等症。

（3）冬虫夏草有补肾固本，补肺益卫的功效，可用于病后体虚不复或自汗畏寒等症的治疗。

菟丝子

主要来源　菟丝子为旋花科植物菟丝子或大菟丝子的成熟种子。

性味归经　辛、甘，平；入肾、肝、脾经。

主要功效　补肾益精，养肝明目，止泻安胎。

运　　用

（1）菟丝子是平补阴阳之品，能补肾阳、益肾精以固精缩尿，常用于治疗肾虚腰痛、阳痿遗精、尿频以及宫寒不孕等症。

（2）菟丝子滋补肝肾、益精养血而明目，可用于治疗肝肾不足所致的目暗不明等症。

（3）菟丝子补肾益脾止泻，可用于治疗脾肾阳虚所致的便溏泄泻等症。

（4）菟丝子补肝肾安胎，常用于治疗肾虚胎动不安。

蛤蚧

主要来源　蛤蚧为脊椎动物壁虎科动物蛤蚧除去内脏的干燥体。

性味归经　咸，平；入肺、肾经。

主要功效　补肺益肾，纳气平喘，助阳益精。

运　　用

（1）蛤蚧长于补肺气、助肾阳、定喘咳，是治多种虚证喘咳之佳品。

（2）蛤蚧补肾助阳兼能益精养血，有固本培元之功，可用于治疗肾虚阳痿。

海马

主要来源　海马为海龙科动物线纹海马、刺海马、大海马、三斑海马或小海马的干燥体。

性味归经　甘，温；入肝、肾经。

主要功效　补肾壮阳，调气活血。

运　用

（1）海马温肾阳，壮阳道，主要用于治疗肾阳亏虚，阳痿不举，肾关不固，遗精遗尿等症。

（2）海马补益肾阳，能引火归原、接续真气，可用于治疗肾虚作喘。

（3）海马活血化瘀，调气止痛，可用于治疗癥瘕积聚、跌打损伤、疔疮肿毒等。

核桃仁

主要来源	核桃仁为胡桃科植物胡桃果实的核仁。
性味归经	甘，温；入肾、肺、大肠经。
主要功效	补肾温肺，润肠通便。

运　用

（1）核桃仁温补肾阳，可用于治疗肾阳虚衰，腰痛脚弱，小便频数等症。

（2）核桃仁长于补肺肾、定喘咳，常用于治疗肺肾不足的虚寒喘咳以及肺虚久咳、气喘等症。

（3）核桃仁可用于治疗肠燥便秘。

紫河车

主要来源	紫河车为健康产妇的胎盘。
性味归经	甘、咸，温；入肺、肝、肾经。
主要功效	补肾益精，养血益气。

运　用

（1）紫河车补肾阳，益精血，可用于治疗肾阳不足，精血衰少所致的阳痿遗精、腰酸、头晕、耳鸣等症，单用有效，亦可与补益药同用。

（2）紫河车补益气血，可单用本品研粉服或用鲜品煮烂食治疗气血不足诸证。

（3）紫河车补肺气，益肾精，纳气平喘，可用于治疗肺肾两虚的咳喘症。

补血药

当归

主要来源　当归为伞形科植物当归的根。

性味归经　甘、辛，温；入肝、心、脾经。

主要功效　补血调经，活血止痛，润肠通便。

运　用

（1）当归长于补血，是补血之圣药。

（2）当归补血活血，调经止痛，常用于治疗血虚血瘀所致的月经不调、经闭、痛经等症。

（3）当归是活血行气的要药，常用于治疗虚寒性腹痛、跌打损伤、痈疽疮疡、风寒痹痛等症。

（4）当归补血以润肠通便，常用于治疗血虚肠燥便秘。

熟地黄

主要来源　熟地黄为玄参科植物地黄的块根，经加工炮制而成。通常以酒、砂仁、陈皮为辅料经反复蒸晒，至内外色黑油润，质地柔软黏腻。切片用，或炒炭用。

性味归经　甘，微温；入肝、肾经。

主要功效　补血养阴，填精益髓。

运　用

（1）熟地黄补阴益精以生血，是养血补虚的要药。

（2）熟地黄质善滋补肾阴，填精益髓，是补肾阴的要药。

（3）熟地黄炭能止血，可用于治疗崩漏等血虚出血。

白芍

主要来源	白芍为毛茛科植物芍药的根。
性味归经	苦、酸，微寒；入肝、脾经。
主要功效	养血敛阴，柔肝止痛，平抑肝阳。

运　用

（1）白芍收敛肝阴以养血，常用于治疗肝血亏虚以及血虚月经不调等症。

（2）白芍养血柔肝而止痛，常用于治疗肝脾不和所致的胸胁脘腹疼痛或四肢挛急疼痛等症。

（3）白芍养血敛阴、平抑肝阳，常用于治疗肝阳上亢所致的头痛眩晕等症。

阿胶

主要来源	阿胶为马科动物驴的皮，经漂泡去毛后熬制而成的胶块。
性味归经	甘，平；入肺、肝、肾经。
主要功效	补血，滋阴，润肺，止血。

运　用

（1）阿胶为血肉有情之品，是补血的要药，可治疗血虚诸证，而尤以治疗出血而致血虚为佳。

（2）阿胶是止血的要药。

（3）阿胶滋阴润肺，常用于治疗肺阴虚所致的燥咳。

（4）阿胶养阴以滋肾水，常用于治疗热病伤阴所致的心烦失眠以及阴虚风动所致的手足瘛疭等症。

（5）阿胶入汤剂宜烊化冲服。

龙眼肉

| 主要来源 | 龙眼肉为无患子科植物龙眼树的假种皮。 |

性味归经　甘，温；入心、脾经。

主要功效　补益心脾，养血安神。

运　用

　　龙眼肉能补心脾、益气血、安神，常用于治疗思虑过度，劳伤心脾而致惊悸怔忡、失眠健忘、食少体倦以及脾虚气弱、便血崩漏等症。

何首乌

主要来源　何首乌为蓼科植物何首乌的块根。

性味归经　苦、甘、涩，微温；入肝、肾经。

主要功效　制用：补益精血；生用：解毒，截疟，润肠通便。

运　用

　　（1）制首乌善补肝肾、益精血、乌须发，常用于治疗精血亏虚、头晕眼花、须发早白、腰膝酸软、遗精、崩漏带下等症。

　　（2）生首乌可用于治疗久疟、痈疽、瘰疬、肠燥便秘等症。

☯ 补阴药

北沙参

主要来源　北沙参为伞形科植物珊瑚菜的根。

性味归经　甘、微苦，微寒；入肺、胃经。

主要功效　养阴清肺，益胃生津。

运　用

　　（1）北沙参补肺阴，兼清肺热，适用于阴虚肺燥有热之干咳少痰、咯血或咽干音哑等症。

　　（2）北沙参补胃阴，生津止渴，兼清胃热，适用于治疗胃阴虚有热之口干多饮、饥不欲食、大便干结、舌苔光剥或舌红少津及胃痛、胃胀、干呕等症。

南沙参

主要来源	为桔梗科植物轮叶沙参或沙参的根。
性味归经	甘，微寒；入肺、胃经。
主要功效	养阴清肺，化痰，益气。

运　用

南沙参与北沙参功效相似，但北沙参清养肺胃作用稍强，肺胃阴虚有热之证较为多用，而南沙参尚兼益气及祛痰作用，较宜于气阴两伤及燥痰咳嗽者。

麦冬

主要来源	麦冬为百合科植物麦冬的块根。
性味归经	甘、微苦，微寒；入胃、肺、心经。
主要功效	养阴生津，润肺清心。

运　用

（1）麦冬长于滋养胃阴，生津止渴，兼清胃热。广泛用于治疗胃阴虚所致的舌干口渴、胃脘疼痛、饥不欲食、呕逆、大便干结等症。

（2）麦冬善养肺阴，清肺热，适用于治疗阴虚肺燥所致的鼻燥咽干、干咳痰少、咯血、咽痛音哑等症。

（3）麦冬还能养心阴，清心热，并略具除烦安神作用，可用于治疗心阴虚有热所致的心烦、失眠多梦、健忘、心悸怔忡等症。

天冬

主要来源	天冬为百合科植物天冬的块根。
性味归经	甘、苦，寒；入肺、肾、胃经。
主要功效	养阴润燥，清肺生津。

运　用

（1）天冬甘润苦寒之性较强，其养肺阴，清肺热的作用强于麦冬、玉竹等同类药物，适用于治疗阴虚肺燥有热之干咳痰少、咯血、咽痛音哑等症。

（2）天冬滋肾阴，兼能降虚火，适宜于治疗肾阴亏虚所致的眩晕、耳鸣、腰膝酸痛以及骨蒸潮热、内热消渴等症。

（3）天冬还有一定益胃生津作用，兼能清胃热，可用于治疗热伤胃津所致的食欲不振、口渴及肠燥便秘等症。

石斛

主要来源　石斛为兰科植物环草石斛、马鞭石斛、黄草石斛、铁皮石斛或金钗石斛的茎。

性味归经　甘，微寒；入胃、肾经。

主要功效　益胃生津，滋阴清热。

运　用

（1）石斛长于滋养胃阴，生津止渴，兼清胃热，常用于治疗胃阴虚及热病伤津所致的烦渴、胃脘疼痛、牙龈肿痛、口舌生疮等症。

（2）石斛能滋肾阴，兼降虚火，常用于治疗肾阴亏虚所致的目暗不明、筋骨痿软以及骨蒸劳热等症。

黄精

主要来源　黄精为百合科植物黄精、滇黄精或多花黄精的根茎。

性味归经　甘，平；入脾、肺、肾经。

主要功效　补气养阴，健脾，润肺，益肾。

运　用

（1）黄精养肺阴，益肺气，常用于治疗阴虚肺燥，干咳少痰以及肺肾阴虚的劳咳久咳。

（2）黄精补益脾气，养脾阴，常用于治疗脾气阴两虚所致的面色萎黄、困倦乏力、口干食少、大便干燥等症。

（3）黄精补益肾精，对延缓衰老，改善头晕、腰膝酸软、须发早白等早衰症状有较好的疗效。

玉竹

主要来源	玉竹为百合科植物玉竹的根茎。
性味归经	甘，微寒；入肺、胃经。
主要功效	养阴润燥，生津止渴。

运　用

（1）玉竹养肺阴，略能清肺热，适用于治疗阴虚肺燥有热的干咳少痰、咯血、声音嘶哑等症。

（2）玉竹养胃阴，清胃热，常用于治疗燥伤胃阴、口干舌燥、食欲不振等症。

（3）玉竹还能养心阴，清心热，还可用于治疗热伤心阴所致的烦热多汗、惊悸等症。

百合

主要来源	百合为百合科植物百合或细叶百合的肉质鳞叶。
性味归经	甘，微寒；入肺、心、胃经。
主要功效	养阴润肺，清心安神。

运　用

（1）百合补肺阴，兼清肺热，还有一定的止咳祛痰作用，常用于治疗阴虚肺燥所致的干咳少痰、咯血或咽干音哑等症。

（2）百合养阴清心，宁心安神，常用于治疗阴虚有热所致的失眠心悸等症。

（3）百合还能养胃阴、清胃热，可用于治疗胃阴虚有热所致的胃脘疼痛。

枸杞子

主要来源	枸杞子为茄科植物宁夏枸杞的成熟果实。
性味归经	甘，平；入肝、肾经。
主要功效	滋补肝肾，益精明目。

运　用

枸杞子能滋肝肾之阴，为平补肾精肝血之品。常用于治疗精血不足所致的视力减退、内障目昏、头晕目眩、腰膝酸软、遗精滑泄、耳聋、牙齿松动、须发早白、失眠多梦以及肝肾阴虚，潮热盗汗、消渴等。

🔹 桑葚

主要来源	桑葚为桑科植物桑的果穗。
性味归经	甘、酸，寒；入肝、肾经。
主要功效	滋阴补血，生津润燥。

运　用

（1）桑葚补益肝肾之阴，兼凉血退热，常用于治疗肝肾阴虚之头晕耳鸣、目暗昏花、关节不利、失眠、须发早白等症。

（2）桑葚生津止渴，润肠通便，可用于治疗津伤口渴，内热消渴以及肠燥便秘等症。食用也有效。

🔹 女贞子

主要来源	女贞子为木樨科植物女贞的成熟果实。
性味归经	甘、苦，凉；入肝、肾经。
主要功效	滋补肝肾，乌须明目。

运　用

女贞子性偏寒凉，能补益肝肾之阴，适用于治疗肝肾阴虚所致的目暗不明、视力减退、须发早白、眩晕耳鸣、失眠多梦、腰膝酸软、遗精、消渴及阴虚内热之潮热、心烦等症。

🔹 墨旱莲

主要来源	墨旱莲为菊科植物鳢肠的地上部分。
性味归经	甘、酸，寒；入肝、肾经。
主要功效	滋补肝肾，凉血止血。

运　用

（1）墨旱莲补益肝肾之阴，适用于治疗肝肾阴虚或阴虚内热所致须发早白、头晕目眩、失眠多梦、腰膝酸软、遗精耳鸣等症。

（2）墨旱莲能凉血止血，宜于治疗阴虚血热的出血证。

龟板

主要来源	龟板为龟科动物乌龟的腹甲及背甲。
性味归经	甘，寒；入肾、肝、心经。
主要功效	滋阴潜阳，益肾健骨，养血补心。

运　用

（1）龟板长于滋补肾阴，兼能滋养肝阴，适用于治疗阴虚阳亢，阴虚内热所致的头目眩晕、骨蒸潮热，盗汗遗精以及手脚痉挛，口歪眼斜等虚风内动之症。

（2）龟板能健骨，多用于治疗肾虚所致的筋骨不健，腰膝酸软，步履乏力以及小儿鸡胸、龟背、囟门不合等症。

（3）龟板养血补心，安神定志，适用于治疗阴血不足，心肾失养之惊悸、失眠、健忘等症。

（4）龟板入汤剂一般宜先煎。

鳖甲

主要来源	鳖甲为鳖科动物鳖的背甲。
性味归经	甘、咸，寒；入肝、肾经。
主要功效	滋阴潜阳，退热除蒸，软坚散结。

运　用

（1）鳖甲能滋养肝肾之阴，对阴虚内热证，鳖甲滋养之力不及龟板，但长于退虚热、除骨蒸。

（2）鳖甲长于软坚散结，常用于治疗肝脾肿大等癥瘕积聚。

（3）鳖甲入汤剂一般宜先煎。

黑芝麻

主要来源　黑芝麻为芝麻科植物芝麻的成熟种子。

性味归经　甘，平；入肝、肾、大肠经。

主要功效　补肝肾，润肠燥。

运　　用

（1）黑芝麻益精养血，其性平和，甘香可口，为食疗佳品。多用于治疗精亏血虚，肝肾不足引起的头晕眼花、须发早白、四肢无力等症。

（2）黑芝麻富含油脂，能润肠通便，适用于精亏血虚所致的肠燥便秘。

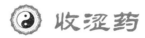

收涩药

五味子

主要来源　五味子为木兰科植物北五味子的成熟果实。

性味归经　酸，温；入肺、肾经。

主要功效　敛肺滋肾，生津敛汗，涩精止泻。

运　　用

（1）五味子上敛肺气，下滋肾阴，治疗肺肾亏虚所致的久咳虚喘效果较好。

（2）五味子生津止渴、固涩敛汗，常用于治疗津少口渴、体虚多汗等症。

（3）五味子益肾固精、涩肠止泻，常用于治疗梦遗滑精、小便频数、久泻不止等症。

（4）五味子对于肝炎恢复期血清转氨酶超过正常数值而久不恢复者有降低作用。

乌梅

主要来源　乌梅为蔷薇科植物梅经加工的未成熟果实。

性味归经　酸，平；入肝、脾、肺、大肠经。

主要功效　敛肺，涩肠，生津，安蛔。

运　用

（1）乌梅敛肺而止咳，常用于治疗久咳不止、痰液稀少等症。

（2）乌梅涩肠止泻，可用于治疗泻痢日久不止等症。

（3）乌梅生津止渴，可用于治疗气阴两虚的烦热口渴以及暑热烦渴等症。

（4）乌梅味酸，能和胃安蛔，可用于治疗蛔虫所致的呕吐、腹痛等症。

浮小麦

主要来源　浮小麦为禾本科植物小麦的干瘪轻浮未成熟颖果或带桴的颖果。

性味归经　甘，凉；入心经。

主要功效　止汗。

运　用

浮小麦专敛虚汗，不论自汗、盗汗均可应用。

莲子

主要来源　莲子为睡莲科植物莲的种子。

性味归经　甘、涩，平；入脾、肾、心经。

主要功效　养心安神，益肾固涩，健脾止泻。

运　用

（1）莲子养心宁神，常用于治疗心悸、失眠等症。

（2）莲子益肾、固涩，可用于治疗下元虚损的遗精、带下等症。

（3）莲子健脾而固肠，可用于治疗脾虚久泻等症。

莲须

主要来源　又叫莲蕊须，为荷花的花蕊。

性味归经　甘，平。

主要功效　清心固肾，涩精，止血。

荷花

主要来源　为莲的花瓣。

性味归经　苦、甘，温。

主要功效　可捣烂外敷，治天泡湿疮。

莲房

主要来源　又叫莲蓬壳。为莲的成熟花托。

性味归经　苦、涩，温。

主要功效　化瘀止血。

运　　用

适用于妇女崩漏、尿血等症。

荷叶

主要来源　睡莲科植物莲的干燥叶。

性味归经　苦，平；入肝、脾、胃经。

主要功效　清热解暑，升发清阳，凉血止血。

芡实

主要来源　芡实为睡莲科植物芡的种仁。

性味归经　甘、涩，平；入脾、肾经。

主要功效　益肾固精，健脾止泻，祛湿止带。

运　用

（1）芡实益肾而长于收涩，能固下元，可涩精缩尿，常用于治疗梦遗滑精、小便失禁等症。

（2）芡实滋补敛涩，能扶脾以止泻，治疗脾虚久泻。

（3）芡实健脾而祛湿，且可固涩而止带，常用于治疗妇女白带，不论属于湿热带下或脾肾两亏的体虚带下，都可应用。

山茱萸

主要来源	山茱萸为山茱萸科植物山茱萸的成熟果肉，又名山萸肉。
性味归经	酸、涩，微温；入肝、肾经。
主要功效	补益肝肾，涩精，敛汗。

运　用

（1）山茱萸补肝益肾，常用于治疗肝肾不足所致的眩晕、腰酸等症。

（2）山茱萸酸涩收敛，益肾固精，对肾阳不足引起的遗精、尿频均可应用。

（3）山茱萸又有敛汗作用，常用于治疗虚汗不止。

赤石脂

主要来源	赤石脂为单斜品系的多水高岭土。
性味归经	甘、酸、涩，温；入胃、大肠经。
主要功效	涩肠止泻，止血生肌。

运　用

（1）赤石脂酸涩收敛，涩肠止泻，主要用于虚寒性泄泻或久痢不止等症的治疗。对久痢兼有出血症状者，更为适宜。

（2）赤石脂能止血，可用于治疗崩漏等症。

（3）赤石脂还可外治疮痈久不敛合，有生肌收口的作用。

桑螵蛸

主要来源　桑螵蛸为螳螂科动物大刀螂等的卵块。

性味归经　甘、咸，平；入肝、肾经。

主要功效　补肾，固精，缩尿。

运　用

桑螵蛸补肾助阳而偏于收涩，常用于治疗肾阳不足所致的遗精、滑精、小便频数、小便失禁以及小儿遗尿等症。

乌贼骨

主要来源　乌贼骨为软体动物乌贼科乌贼鱼的骨状内壳，又名海螵蛸。

性味归经　咸，微温；入肝、肾经。

主要功效　收敛止血，固精止带，制酸，敛疮。

运　用

（1）乌贼骨有良好的止血作用，可用于治疗崩漏下血、创伤出血等症。

（2）乌贼骨长于收敛，能涩精、止带，常用于治疗遗精以及妇女赤白带下等症。

（3）乌贼骨收敛止血，且能中和胃酸，常用于治疗胃及十二指肠溃疡病。

（4）乌贼骨外用能收湿生肌，可用于治疗疮疡、湿疹、溃疡久不愈合等症。

金樱子

主要来源　金樱子为蔷薇科植物金樱子的果实和花托。

性味归经　酸，平；入肾、大肠经。

主要功效　涩精，缩尿，涩肠止泻。

运　用

（1）金樱子固精缩尿，常用于治疗肾虚滑精、遗精、遗尿、小便频数以及带下等症。

（2）金樱子收涩固肠而止泻，可用于治疗脾虚久泻之证。